ESSAI
SUR LE TRAITEMENT
DES DARTRES,

AVEC UN RECUEIL D'OBSERVATIONS qui démontrent l'efficacité de l'extrait de Douce-amère pour la guérison de cette maladie;

Par M. BERTRAND DE LA GRESIE,
Docteur en Médecine & en Chirurgie de la faculté de Montpellier, Correspondant de la Société Royale de Médecine de Paris, & de la Société Royale des Sciences de Montpellier, Chirurgien-Major en survivance au Régiment de S. A. S. Monseigneur le Duc DE BOURBON.

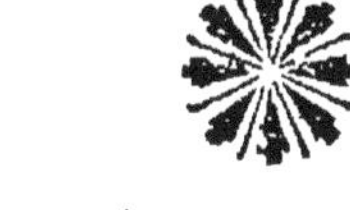

A PARIS,

Chez P. FR. DIDOT le jeune, Libraire-Imprimeur, quai des Augustins.
MÉQUIGNON l'aîné, Libraire, rue des Cordeliers, près des Ecoles de Chirurgie.

M. DCC. LXXXIV.

Avec Approbation, & Privilège du Roi.

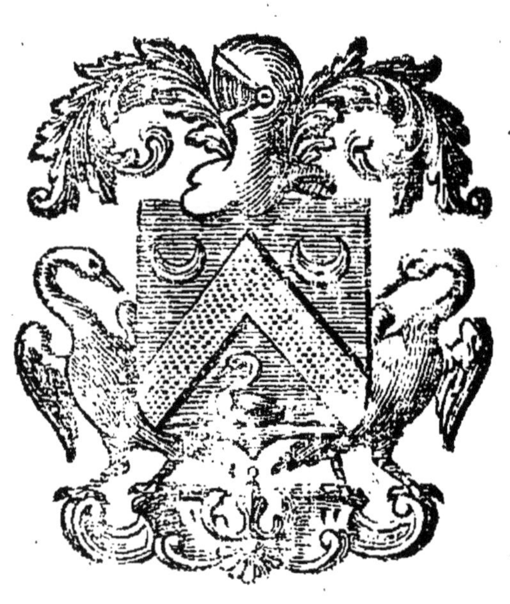

A MONSEIGNEUR HUE DE MIROMÉNIL, GARDE DES SCEAUX DE FRANCE.

MONSEIGNEUR,

L'INTÉRÊT que vous prenez à tout ce qui tend au bien de l'humanité, la protection que vous accordez aux progrès des Sciences, m'autorisent à vous présenter un Ouvrage qui a pour but la destruction d'une maladie répandue dans les différentes classes de la société, qui, par ses symptômes, couvre de honte ceux qu'elle tyrannise, & semble les proscrire du commerce du reste des hommes. Une application assidue, des recherches utiles m'ont fait goûter plusieurs fois le prix le plus cher à mon cœur, la guérison radicale des infortunés que j'ai traités avec le remède que je propose. Daignez, MONSEIGNEUR, recevoir cet Ouvrage avec cette même bonté qui préside à toutes vos actions, & permettre à l'Auteur de se dire, avec le plus profond respect,

MONSEIGNEUR,

Votre très-humble & très-obéissant serviteur,
DE LA GRÉSIE, D. M.

DISCOURS PRÉLIMINAIRE.

Je ne me propoſois certainement pas de devenir auteur, encore moins compilateur, lorſque les circonſtances m'ayant mis à portée de traiter pluſieurs malades de tout âge & de tout ſexe, attaqués de dartres ſimples & compliquées, même ſouvent très-invétérées, j'ai eu occaſion d'employer tous les remèdes preſcrits par les auteurs qui ont traité cette maladie, ſans pouvoir parvenir à la guérir radiealement, ni en retirer, la plupart du temps, le moindre succès. Plongé dans cette perplexité, & pratiquant, il y a quelques années, la médecine sous les auspices de mon père, médecin à Caylus en Quercy; voyant l'insuffisance des remèdes ordinaires sur un dartreux que je soignois alors, j'eus recours aux lumières de mon respectable maître à tous égards, qui me dit avoir employé avec beaucoup de succès, depuis le commencement de sa pratique, les tiges de *solanum scandens* ou douce-amère, comme le meilleur des remèdes qu'il preſcrivoit pour toutes les maladies de la peau. Il n'en fallut pas davantage pour me rappeler l'emploi que j'avois vu faire de cette plante dans différentes maladies, par M. Fouquet, médecin de l'hôpital militaire de Montpellier. Traitant à cette époque le ſujet de ma première obſervation, qui étoit tourmenté depuis dix ans par une dartre vive aux bourſes, qui s'étendoit quelquefois ſur toute la région hypogaſtrique, & ayant déja épuiſé tous les remèdes qu'on peut employer en pareil cas, ſans pouvoir guérir, pas même soulager ce malheureux, qui, voyant le peu de succès de ceux qu'il avoit employés, avoit résolu de cesser toute espèce de remède, & de souffrir le reste de ses jours. Je fis alors tout mon possible pour le déterminer à vouloir s'assujétir encore quelque temps au traitement d'une maladie qui lui feroit traîner une vie languissante. Après s'y être difficilement déterminé, il eut, au bout de quelque temps, le plaisir, ainsi que moi, de se voir entièrement délivré de sa dartre. Cet homme proclama sa guérison dans tous les cantons; ce qui détermina la confiance de plusieurs personnes qui, depuis longues années, portoient des dartres. Encouragé par le succès, & voyant les avantages précieux que la médecine pourroit tirer de ce nouveau remède, j'entrepris le traitement de plusieurs malades, victimes du virus dartreux. Il y en avoit parmi eux qui n'avoient pris aucun remède; mais d'autres les avoient tous tentés sans le moindre succès, & qui furent entièrement guéris par l'usage de la douce-amère, employée en substance, en décoction & en extrait, suivant les différentes circonſtances, comme on le verra dans mes obſervations. D'après cette nouvelle réuſſite, cette maladie étant d'ailleurs très-fréquente aujourd'hui, & les auteurs qui en ont traité ayant plus recherché ſa nature & ſa cauſe, que les remèdes propres à la détruire, je me ſuis attaché à la guérir avec l'extrait de *ſolanum ſcandens*, me rappelant ce que m'a ſouvent dit feu M. le Roy, célèbre profeſſeur de médecine de Montpellier, que tant que les médecins entreprendroient de compoſer des ouvrages de longue haleine,

& d'embrasser généralement l'histoire & le traitement de toutes les maladies, nous ne ferions que grossir nos bibliothèques, sans augmenter la sphère de nos connoissances, & que le meilleur moyen d'accélérer nos progrès en médecine, seroit que chaque praticien se contentât de donner *ex professo*, des observations véridiques & bien faites sur chaque maladie. En Allemagne, en Angleterre, les médecins connoissent l'avantage de cette méthode & la suivent journellement. Il eût été impossible à Zimmerman, qui a si bien traité la dyſenterie, d'écrire ainſi ſur toutes les maladies qui règnent dans ſon pays.

Toutes ces réflexions m'ont conduit à entreprendre ce travail, qui paroîtra peut-être incomplet, mais auquel je ne me ſuis livré que pour faire connoître d'une manière particulière les propriétés de la douce-amère dans les maladies dartreuſes, & pour éviter de me livrer à l'eſprit de ſyſtême, qui, comme l'écueil de l'art, pourroit bien m'écarter de mon but. Je me propoſe d'ailleurs de publier d'autres obſervations, à meſure que je les recueillerai, pour constater de plus en plus les vertus de cette plante, tant pour la guérison des dartres, que de bien d'autres maladies qui reconoissent la même cause. Il suffit que je prescrive un nouveau remède pour la guérison d'une maladie qu'on a regardée avec raison de tout temps comme très-opiniâtre, en voilà assez, dis-je, pour être exalté par les uns & critiqué par les autres; mais qu'on n'entreprenne ma critique qu'après avoir bien réfléchi & s'être assuré par des observations réitérées, si j'ai altéré la vérité. Mon entreprise n'exige que de la fidélité dans mes observations. Je me suis en conséquence attaché à décrire avec toute la précision possible les faits que je rapporte. Je cite la plupart des sujets que j'ai traités, en y ajoutant quelques réflexions, & je puis produire des preuves de la guérison radicale de chacun. Je me livre donc à la critique, cédant au doux espoir de me rendre utile. Mon intention n'est pas d'ailleurs de me déclarer contre les remèdes employés jusqu'ici dans le traitement des dartres, pour y suppléer par l'extrait de douce-amère. Je n'en rejette ni n'en adopte aucun que d'après les différentes circonſtances, attendu que tous préſentent des avantages particuliers, lorſqu'ils ſont adminiſtrés par un praticien inſtruit. Comme tous les médecins conviendront avec moi qu'il faut varier les remèdes dans toutes les maladies opiniâtres, à plus forte raiſon dans celle que je traite, qui eſt une des plus rebelles & des plus difficiles à traiter méthodiquement. Avant de mettre au jour mes obſervations, j'ai cru devoir lire tout ce que les médecins, tant anciens que modernes, ont écrit ſur cette maladie: entre autres, l'ouvrage ſur les maladies cutanées de Lorry m'a ſervi de guide infaillible pour l'application de l'extrait de *ſolanum*, dont les effets ſont manifeſtes relativement à la théorie établie par cet anteur. Je travaillois à mes obſervations lorſque cet ouvrage me parvint, & ſi l'auteur avoit fait mention de la douce-amère, je me voyois entièrement fruſtré du fruit de mon travail : mais n'ambitionnant que la ſatisfaction de me rendre utile, j'en aurois volontiers fait le ſacrifice au ſavant &

respectable auteur qui m'en privoit. Mes desirs auroient toujours été remplis, en apprenant que les hommes alloient être à l'abri des ravages de l'hydre que je travaille à exterminer.

J'ai tiré le plus grand avanvantage de la lecture des mémoires de MM. Razoux & Carrère sur les dartres. Les observations que ce dernier a publiées sur les propriétés de la douce-amère m'ont encouragé à continuer les miennes ; & d'après le travail intéressant de ce médecin, j'ai employé cette plante à des doses plus fortes, & j'ai eu le plaiſir de voir ma méthode réuſſir dans pluſieurs circonſtances. Du reſte, je ne prétends pas avoir employé le premier la douce-amère : M. Carrère & M. Fouquet qui en ont parlé, & qui s'en ſont ſervis dans le traitement des dartres, ont droit de prétendre à notre plus grande reconnoiſſance ; & j'ai tout lieu d'eſpérer qu'ils ne ſeront pas fâchés de voir paroître mes obſervations, qui ne contribuent qu'à publier le grand ſervice qu'ils ont rendu à l'humanité.

J'ai joint à mes obſervations celles que j'ai pu me procurer par la correſpondance des médecins qui exercent actuellement la médecine avec diſtinction, & je n'ai qu'à me louer du zèle avec lequel ils m'ont fait part des obſervations qu'ils avoient été dans le cas de faire ſur les propriétés de la plante qui eſt le ſujet de mon ouvrage.

Parmi ces médecins, il en eſt un ſur-tout à qui je m'empreſſe de payer ici le tribut de reconnoiſſance que je lui dois : c'eſt M. Fouquet, qui m'a communiqué, dans une de ſes lettres en date du 28 mars 1781, bien des découvertes qu'il a faites ſur les propriétés médicinales de la douce-amère, où il dit que, quoiqu'il n'ait pas encore vu des effets assez décidés de l'efficacité de cette plante, pour lui mériter le nom de spécifique dans le traitement des dartres, il la regarde comme un remède de plus, prise en décoction, dans le traitement des rhumatismes froids & dans celui des dartres de toute espèce. Il ajoute que le bain dont l'eau est chargée de cette décoction, & animée *pro re natâ* d'une quantité de dissolution de sublimé, n'est pas à négliger dans plusieurs cas de maladies cutanées rebelles, où le vice psorique domine. J'ai été témoin moi-même des effets merveilleux des feuilles de la douce-amère écrasées, & appliquées fraîches sur des tumeurs lymphatiques récentes. M. Fouquet a opéré la résolution de plusieurs tumeurs semblables par l'application de ce remède, sur les malades de l'hôpital militaire. Sans faire un éloge outré de la douce-amère, il dit l'avoir employée comme fondante & incicisive dans le traitement des maladies vénériennes, & comme secondaire des remèdes qu'il employoit dans ces maladies; sans ajouter foi à la prétendue vertu antivénérienne que lui accordent quelques médecins. On doit s'en rapporter à cet auteur ; & quoique je n'entreprenne pas ici son éloge, je dirai que l'estime, la réputation & la confiance générale dont il jouit sont ses plus justes apologistes.

L'éloge que j'avois entendu faire par M. Fouquet de la douce-amère, joint aux observations de mon père sur les vertus de cette plante, me firent entreprendre le traitement des dartres par le moyen de son extrait. Je n'ai rien négligé jusqu'ici pour savoir

si

ſi le ſuccès répondroit à mon entrepriſe. Je n'ai pas été fruſtré dans mon attente, puiſque parmi le nombre des dartreux que j'ai traités par cette méthode, j'ai eu la ſatisfaction de les voir tous guérir radicalement, ſans la moindre récidive, quoiqu'elle ſoit très-fréquente dans cette maladie, & je penſe que ſi quelque vice herpétique a réſiſté à ce traitement, comme on m'en a fait part, c'eſt qu'on n'a pas fait précéder les remèdes généraux, ou qu'il y avoit complication de maux qui demandoient un traitement méthodique : la préparation de l'extrait étoit même peut-être infidèle. Il peut ſe faire auſſi, comme je l'ai éprouvé chez deux jeunes gens, que l'impatience & l'indocilité rendent inutiles les remèdes les plus efficaces & les plus ſagement adminiſtrés.

Si je n'ai pas écrit en latin, c'eſt que j'ai cru devoir faire part de mes obſervations aux malades auſſi bien qu'aux médecins. Les premiers apprendront avec plaiſir qu'ils vont être délivrés d'une maladie dont ils déſeſpéroient de guérir, & qui ſouvent réſiſte aux remèdes les plus préconisés. Quant aux médecins, je ne fais que soumettre à leur jugement le fruit de mes recherches, les priant de me faire part dorénavant des observations qu'ils feront dans le cas de faire sur les propriétés de la douce-amère, lorsqu'ils auront occasion de l'employer. Ils me fourniront par là le moyen de perfectionner mon travail, & ils en retireront tout le mérite.

L'ordre que je suis se présente naturellement. Je donne d'abord une description très-succinte des dartres en général : je dis ensuite un mot de leur cause & de leur complication : je paſſe au traitement de cette maladie par les remèdes ordinaires qu'on a employés juſqu'ici ; & au lieu d'être enthouſiaſmé pour l'extrait de la douce-amère, comme on pourroit ſe le perſuader d'après mes obſervations, j'admets & je commence le traitement par tous les remèdes mis en uſage juſqu'à préſent par les différens auteurs. J'en ajoute quelques-uns qui m'ont été communiqués, entre autres l'électuaire ſtibié de Fouquet, de l'efficacité duquel je me ſuis aſſuré par des expériences réitérées. La plupart du ou ſur tout autre viſcère : mais n'importe, d'abord que la dartre a diſparu, voilà le triomphe du charlataniſme ; & malgré la fièvre lente qui conſume bientôt le malade, le remède jouit toujours de ſa célébrité. Il ſeroit à deſirer que le Gouvernement voulût bien jeter un coup d'œil ſur les nombreuſes victimes des empiriques qui dévaſtent les campagnes, & qui portent leur poiſon juſques dans les villes mal policées. On devroit y réclamer l'exécution des lois, qui tendent à bannir l'empiriſme qui deshonore la médecine, en faiſant une d'obſervations dans leſquelles je fais entrevoir le danger que courent la plupart des malades en s'appliquant certains topiques répercuſſifs débités par les charlatans pour guérir les dartres. Combien ne commet-on pas encore tous les jours de ces funeſtes imprudences ! Rien de moins rare cependant que d'entendre dire : Un Maige de tel endroit guérit parfaitement les dartres. On va le conſulter ; il applique un topique, qui, en faiſant diſparoître les croûtes dartreuſes, produit une métaſtaſe de l'humeur morbifique ſur le poumon ne ſeront pas goûtées de tout le monde ; mais je ſerai ſatisfait lorſque les vrais médecins auront vu que leurs obſervations s'accordent avec les miennes, & que je n'ai pas voulu en impoſer ſur la vertu de la douce-amère.

Il ne me reſte plus qu'à implorer l'indulgence de mes lecteurs pour mon ſtyle. Ils me l'accorderont, je l'eſpère, en faveur des obſervations, qui ſont aſſez intéreſſantes d'elles-mêmes pour ſuppléer à l'agrément de la diction. D'ailleurs, le meilleur moyen de plaire en médecine, eſt de devenir utile.

Extrait des Regiſtres de la Société royale de Médeciue.

LA Société royale de Médecine ayant entendu, dans ſa ſéance tenue au Louvre le 27 janvier 1784, la lecture du rapport de MM. Varnier & Jeanroi, qu'elle avoit chargés d'examiner un Mémoire de M. Bertrand de la Gréſie, intitulé : *Eſſai ſur le traitement des Dartres*, a penſé que cet ouvrage méritoit ſon approbation ; en foi de quoi j'ai ſigné le préſent. A Paris, le 28 février 1784.

Signé VICQ D'AZYR,
Secrétaire perpétuel.

Approbation du Cenſeur royal.

J'AI lu, par ordre de Monſeigneur le Garde des Sceaux, un manuſcrit qui a pour titre : *Eſſai ſur le traitement des Dartres*, &c. par M. Bertrand de la Gréſie. L'auteur, dans cet Eſſai, a cherché à confirmer par de nouvelles obſervations, les bons effets déja connus de la *douce-amère* dans le traitement des maladies de la peau ; & je crois que l'on peut en permettre l'impreſſion. A Paris, le 4 mars 1784.

POISSONNIER DESPERRIERES.

PRIVILÈGE DU ROI.

LOUIS, PAR LA GRACE DE DIEU, ROI DE FRANCE ET DE NAVARRE, A nos amés & féaux Conſeillers, les Gens tenant nos Cours de Parlement, Maîtres des Requêtes ordinaires de notre Hôtel, Grand-

Conseil, Prévôt de Paris, Baillifs, Sénéchaux, leurs Lieutenans Civils, & autres nos Justiciers qu'il appartiendra : SALUT. Notre bien amé le sieur BERTRAND DE LA GRESIE, Médecin Nous a fait exposer qu'il desiteroit faire imprimer & donner au Public un Ouvrage de sa Composition intitulé : *Essai sur le Traitement des Dartres, avec un Receuil d'observations, &c.* s'il nous plaisoit lui accorder nos Lettres de Privilège pour ce nécessaires. A CES CAUSES, voulant favorablement traiter l'Exposant, Nous lui avons permis & permettons de faire imprimer ledit Ouvrage autant de fois que bon lui semblera, & de le vendre, faire vendre par tout notre Royaume. Voulons qu'il jouisse de l'effet du présent Privilége, pour lui & ses hoirs à perpétuité, pourvu qu'il ne le rétrocede à personne; & si cependant il jugeoit à propos d'en faire une cession, l'Acte qui la contiendra sera enregistré en la Chambre Syndicale de Paris, à peine de nullité, tant du Privilége que de la cession; & alors par le fait seul de la cession enregistrée, la durée du présent Privilége sera réduite à celle de la vie de l'Exposant, ou à celle de dix années à compter de ce jour, si l'Exposant décede avant l'expiration desdites dix années. Le tout conformément aux articles IV & V de l'Arrêt du Conseil du 30 Août 1777, portant Réglement sur la durée des Priviléges en Librairie. FAISONS défenses à tous Imprimeurs, Libraires, & autres personnes de quelque qualité & condition qu'elles soient, d'en introduire d'impression étrangère dans aucun lieu de notre obéissance; comme aussi d'imprimer ou faire imprimer, vendre, faire vendre, débiter ni contrefaire ledit Ouvrage, ni d'en faire aucun extrait, sous quelque prétexte que ce puisse être, sans permission expresse & par écrit dudit Exposant, ou de celui qui le représentera, à peine de saisie & de confiscation des exemplaires contrefaits, de six mille livres d'amende qui ne pourra être modérée, pour la première fois, de pareille amende & de déchéance d'état en cas de récidive, & tous dépens, dommages & intérêts; A LA CHARGE que ces Présentes seront enregistrées tout au long sur le Registre de la Communauté des Imprimeurs & Libraires de Paris dans trois mois de la date d'icelles; que l'impression dudit Ouvrage sera faite dans notre

Royaume & non ailleurs, en bon papier & beaux caractères, conformément aux Réglemens de la Librairie, à peine de déchéance du présent Privilège ; qu'avant de l'exposer en vente, le Manuscrit qui aura servi de copie à l'impression dudit Ouvrage, sera remis dans même état où l'Approbation y aura été donnée ès mains de notre très-cher & féal Chevalier, Garde des Sceaux de France, le sieur HUE DE MIROMESNIL, Commandeur de nos Ordras ; qu'il sera ensuite remis deux exemplaires dans notre Bibliothèque publique, un dans celle de notre Château du Louvre, un dans celle de notre très-cher & féal Chevalier, Chancelier de France, le sieur DE MEAUPOU, & un dans celle ce notre Château de Lopvre, un dans celle dudit sieur HUE DE MIROMESNIL ; le tout à peine de nullité des Présentes ; du contenu desquelles vous mandons & enjoignons de faire jouir ledit Exposant & ses hoirs, pleinement & paisiblement, sans souffrir qu'il leur soit fait aucun trouble ou empêchement. VOULONS que la Copie des Présentes, qui sera imprimée tout au long au commencement ou à la fin dudit Ouvrage, soit tenue pour duement signifiée, & qu'aux copies collationnées par l'un de nos amés & féaux Conseillers-Secrétaires, foi soit ajoutée comme à l'original. COMMANDONS au premier notre Huissier ou Sergent sur ce requis, de faire, pour l'exécution d'icelles, tous Actes requis & nécessaires, sans demander autre permission, & nonobstant clameur de Haro, Charte Normande, & Lettres à ce contraires. Car tel est notre plaisir. Donné à Paris le septième jour de Décembre, l'an de grace mil sept cent quatre-vingt-trois, & de notre Regne le dixième. Par le Roi en son Conseil,

LE BEGUE.

Regîstré sur le Regîstre XXII de la Chambre Royale & Syndicale des Libraires & Imprimeurs de Paris, n°. 3212, folio 90, conformément aux dispositions énoncées dans le présent Privilège, & à la charge de remettre à la dite Chambre les huit exemplaires prescrits par l'article CVIII du Réglement de 1723. A Paris, le 11 Mai 1784.

VALLEYRE le jeune, Adjoint.

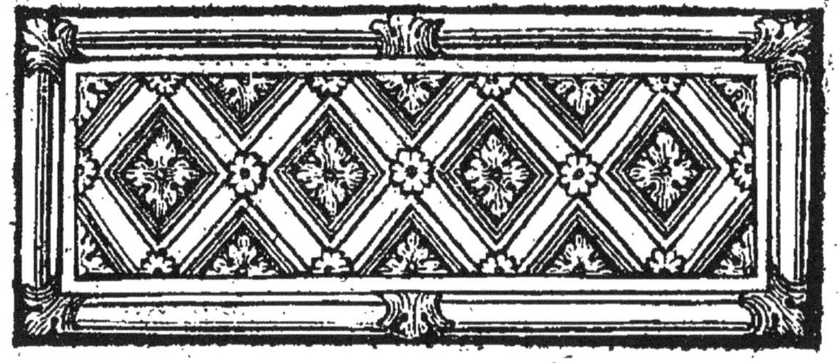

ESSAI SUR LE TRAITEMENT DES DARTRES.

CHAPITRE PREMIER.

Description des Dartres en général.

Si l'on parcourt les différens auteurs, tant anciens que modernes, qui ont fait mention des dartres, on voit qu'elles ont toujours été regardées comme des ulcères cutanés. Celse & Tralles en parlent sous cette dénomination ; ainsi, pour suivre la doctrine d'Avicenne & de Rhasès, quant aux marques caractéristiques de cette maladie, sans adopter leur manière de la traiter, on doit entendre par le nom de dartre, une maladie de la peau, caractérisée par plusieurs boutons rouges plus ou moins élevés, accompagnés très-souvent de douleur, de cuisson & d'une démangeaison incommode, suivie ordinairement de *squammation* à la peau.

On verra dans la division sous quels noms différens on comprend les dartres qui ont quelques symptômes particuliers ; & quoique la dartre soit caractérisée d'ulcère, il y a une vraie différence de l'ulcère proprement dit, qui consiste en ce que les dartres s'en tiennent à la destruction de la peau, sans toucher aux parties musculeuses. S'il arrive cependant que par la mauvaise constitution du malade, par un état acochyme, ou par la grande âcreté u vice dartreux, les parties charnues oient attaquées, cette maladie doit tre caractérisée d'ulcère dartreux. On oit, d'après cela, que les signes qui ndiquent les dartres, ne permettent as de les confondre avec le reste des aladies cutanées, qui sont en si grand ombre, & dont Lorry nous a décrit haque espèce. Cette maladie devoit tre bien moins commune autrefois u'aujourd'hui, ou les anciens médeins ne l'ont point observée. Il est plus raisemblable de croire qu'elle étoit lus rare, que de présumer qu'elle a chappé aux observations d'Hippocrate, ui se contente d'en faire mention sous nom d'exanthême dépuratoire, sans arler du traitement, comme s'il l'eût ise au rang des maladies critiques. eut-être l'étoit-elle de son temps, où façon dont on vivoit, la tempérance la frugalité que nos ancêtres avoient en partage, la propreté qui régnoit chez eux, & que plusieurs nations n'ont pas encore perdue de vue, pouvoient bien prévenir cette maladie. Il n'y avoit pas alors d'Epicuriens : l'art d'apprêter les mêts étoit ignoré ; on mangeoit les alimens tels que la nature les offroit, & satisfaits d'en avoir, on n'altéroit pas leurs principes par des ressources imaginées par le luxe & la sensualité. Cela est d'autant plus vrai, que les personnes aisées sans opulence, qui vivent frugalement & aiment la propreté, en sont la plupart exemptes.

CHAPITRE II.

Causes générales des Dartres.

Il y auroit de quoi s'étendre sur l'étymologie des différens noms qu'on a donnés à cette maladie, de même que sur ses causes & sur son siège ; mais comme la plupart des auteurs modernes en ont assez parlé, notre but étant d'ailleurs de contribuer à la guérison d'une maladie malheureusement trop connue, on se contentera d'exposer ici que la cause générale des dartres est l'âcreté & l'épaississement de la lymphe arrêtée dans les glandes de la peau : la surabondance & dégénération de la bile y a souvent part. Cette maladie, comme bien d'autres, semble garder un certain période, c'est-à-dire que, quoique la cause réside depuis quelque temps dans les humeurs, elle se développe le plus communément au printemps & en automne, comme l'a très-bien observé Galien. Les malades souffrent beaucoup plus la nuit que le jour ; la chaleur du lit augmentant l'activité des humeurs, rend la cuisson & la demangeaison plus cruelles. Cullen a observé que la digestion des dartreux étoit très-pénible.

Ce n'est pas toujours à l'intempérance, encore moins à la malpropreté qu'est due l'éruption des dartres. La constitution physique de chaque individu, suivant les différens âges, contribue beaucoup à cette maladie. Les vieillards, qui abondent en humeurs mal élaborées, & qui ont les fibres tendues & roides, y sont plus sujets que les adultes & les enfans ; ceux-ci en guérissent même plus facilement. On doit envisager les éruptions dartreuses comme une maladie dépuratoire, & la plupart des observations dont je ferai part, démontrent inconteſtablement que ces éruptions ſont l'effet d'un effort que fait la nature pour ſe débarraſſer d'une humeur qui la gêne, & qu'elle va dépoſer, tantôt au viſage & aux parties naturelles, quelquefois ſur toute la ſurface du corps. Les dartres ſont ordinairement ſans fièvre, & ſi parfois elle s'y joint, elle peut contribuer à leur guériſon, pourvu qu'aucun autre ſymptôme ne ſe mette de la partie; car j'ai eu occaſion de traiter une malade qui, à la ſuite d'un lait répandu, fut attaquée d'une éruption dartreuſe qui couvroit tout ſon corps. Il n'eſt pas de remède que je n'aie mis en uſage pour détruire la cauſe de ſa maladie : mais tous devenant inutiles, la fièvre lente s'empara de la malade, qui ſuccomba au quatrième mois. Chacun peut avoir vu des exemples de l'humeur dartreuſe répercutée, ſuivie de fièvre lente & de la mort. Lorry obſerve très-bien que la plupart des maladies des yeux sont de la nature des dartres ; c'est d'après lui que j'ai guéri deux ophthalmies séreuses qui avoient résisté à tous les remèdes employés en pareil cas, par la seule administration d'extrait de *solanum*.

Ce n'est qu'avec la plus grande précaution qu'on doit entreprendre la guérison des dartres, parce qu'elles disparoissent quelquefois pour produire des métastases très-dangereuses. Un médecin de mes amis prend soin depuis 15 ans d'une femme asthmatique, qui souffre tous les hivers des quintes de toux affreuses, avec une si forte oppression, qu'il faut qu'elle passe les nuits sur son séant, tandis qu'au printemps elle est entièrement délivrée de son asthme par une éruption dartreuse qui se fait sur toute la région hypogastrique ; & dès que les chaleurs ont passé, vers la fin de l'automne, l'éruption disparoît sans le moindre remède, & l'oppreſſion revient. On a ſouvent obſervé des douleurs goutteuſes & rhumatiſmales entièrement guéries par une éruption dartreuſe.

Le ſujet de ma dix-huitième obſervation avoit des attaques de colique néphrétique, qui ceſſèrent par l'éruption d'une dartre vive au ſcrotum, que je guéris radicalement par l'extrait du *ſolanum ſcandens*.

Il eſt des dartres qui doivent leur origine à un principe vérolique, mais nous n'en ferons pas mention, parce qu'il faut attaquer la maladie primitive. Il en eſt de même des dartres ſcorbutiques. Je me contenterai de dire que j'ai eu occaſion de traiter deux ſoldats de marine venant de la Grenade, rongés par le ſcorbut & couverts de dartres, & que j'ai retiré les plus grands avantages de l'extrait de *ſolanum*, que je combinois avec les remèdes indiqués dans le traitement des affections scorbutibues.

La suppression des évacuations ordinaires, comme des règles chez les femmes, de la transpiration & des hémorroïdes chez les hommes, donnent très-souvent naissance à cette maladie; & il n'est pas rare de voir des femmes couvertes de dartres, lorsqu'à l'âge de quarante-cinq ans, plus tôt ou plus tard, elles sont privées de leurs évacuations menstruelles.

Le dévoiement du lait chez les nouvelles accouchées & les nourrices, produit quelquefois des éruptions dartreuses, qui résistent à tous les remèdes employés en pareil cas.

Il y a quelques années que j'ai vu une fille âgée de dix-huit ans, qui, s'étant exposée à baigner ses jambes dans l'eau froide lors de l'écoulement périodique, fut couverte, au bout de vingt-quatre heures, de petits boutons joints à des démangeaiſons, au point qu'après ſix jours tout l'épiderme ſe leva, ſans que la malade prît d'autres remèdes qu'une copieuſe boiſſon de tiſane ſudorifique, la diète & le repos. C'étoit là ce qu'on peut appeler proprement dartre farineuſe, qui auroit dégénéré en miliaire, ſi la malade ſe fût négligée.

Les femmes ſont moins ſujettes aux dartres que les hommes ; ce qu'on ne ſauroit attribuer qu'aux différentes évacuations qu'elles ſubiſſent, comme les règles & les fleurs blanches. Il y a tant d'analogie entre l'humeur qui produit les dartres, & la cauſe des fleurs blanches, qu'on a vu des femmes avoir des éruptions dartreuſes pendant trois ou quatre ans, qui ne cédoient abſolument à aucun remède, & qui diſparoiſſoient par l'apparition des dartres qui ſurvenoient dans quelques parties du corps.

Il y a des dartres héréditaires que les pères transmettent à leurs enfans : nombre d'autres causes peuvent encore concourir à leur production, comme les peines & les afflictions d'esprit, qui, en retardant la transpiration, suivant Sanctorius, procurent de l'inertie & de la foiblesse aux vaisseaux cutanés, & s'opposent même à la digestion.

Quoique aucune partie du corps ne puisse se dire exempte des dartres, le plus souvent elles se placent sur les paupières, les joues, les narines, le menton, sur les ailes du nez : les oreilles en deviennent quelquefois le siège. Cette maladie se place aussi fréquemment sur les aînes, le bas du dos, le périné, sans épargner les parties génitales, qui en sont quelquefois toutes couvertes.

Une femme âgée de cinquante ans, qui est le sujet de ma quatrième observation, avoit une dartre vive qui occupoit les parties génitales, & pénétroit dans l'intérieur de la vulve. Chacun peut juger du tourment qu'enduroit cette misérable, qui ne dormoit ni nuit ni jour. Elle en fut délivrée par l'usage long-temps continué d'extrait de *solanum*, & par des bains préparés avec la décoction de la même plante.

Il y a des auteurs qui prétendent que cette maladie est contagieuse; d'autres sont d'un sentiment opposé. Etant dans cette perplexité, & ne sachant à quoi m'en rapporter, je voulus, en travaillant à mes observations, me convaincre de la vérité : en conséquence, toutes les fois que j'étois consulté par des dartreux de l'un & de l'autre sexe, je m'informois s'ils n'habitoient point ou s'ils ne couchoient point en compagnie : je ne le leur défendois même pas, & je n'ai jamais observé qu'aucun de mes malades ait communiqué la maladie à d'autres. Bien plus, j'ai traité le nommé Mauri, marchand de bœufs, ſujet de ma première obſervation, qui ayant une dartre vive au ſcrotum, a habité pendant cinq ou ſix ans avec ſon épouſe, ſans qu'elle en ait reſſenti la moindre atteinte, quoiqu'elle ait accouché de pluſieurs enfans, même pendant la maladie de ſon mari.

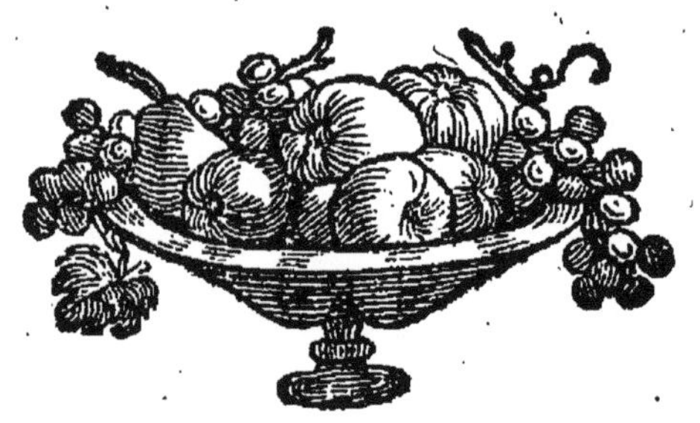

CHAPITRE III.

Diagnoſtic & prognoſtic des Dartres.

ECRIVANT en obſervateur, & ne cherchant que l'utilité des malades, il eſt plus que ſuffiſant d'avoir rapporté les cauſes les plus ordinaires de cette maladie. On trouvera ſa théorie dans ſes propres cauſes occaſionnelles, qui donnent naiſſance, ſoit à la foibleſſe & à l'engorgement du tiſſu cellulaire, ſoit à l'acrimonie & à la viſcoſité de l'humeur qui doit fournir l'inſenſible tranſpiration. Quant au diagnoſtic des dartres, il eſt renfermé dans ſa propre définition, & le prognoſtic varie ſuivant le différent ſexe, les tempéramens & les différens âges. En premier lieu, les dartres ſont bien plus dangereuſes chez les vieillards que chez les jeunes gens, chez les hommes que chez les femmes. Les corps cacochymes & les tempéramens foibles, valétudinaires, en guérissent beaucoup plus difficilement que les personnes saines d'ailleurs & bien constituées. Les enfans & les jeunes gens en guérissent aisément, pourvu qu'ils veuillent mener un régime de vie convenable, & prendre en même temps quelque petit remède, à moins qu'il n'existe quelque vice héréditaire ou quelque complication qu'il faudroit d'abord combattre. Chez les personnes d'un âge avancé & les vieillards, il se forme des ulcères dartreux accompagnés d'un écoulement de matière ichoreuse, qu'il faut non-seulement renoncer à guérir, mais qu'il faut encore tâcher d'entretenir toute la vie pour éviter des métastases qui seroïent suivies de la mort.

Il survient quelquefois chez les jeunes gens des éruptions dartreuses au visage ou sur la surface du corps, qu'on néglige trop, ou auxquelles on ne fait attention que très-tard : alors, au lieu d'employer des remèdes internes pour détruire la cause de la maladie, on a recours à des topiques astringens & répercussifs : la dartre disparoît ; mais que devient cette humeur ? Elle se fixe en dedans : tantôt, se jetant sur le poumon, elle produit une toux sèche qui est bientôt suivie d'un abcès ; d'autres fois elle va attaquer la vessie, où elle occasionne un ulcère ou des stranguries mortelles. Enfin il n'est point de viscère qui soit à l'abri de cette humeur répercutée, qui se répand dans tout le corps, d'où vient la fièvre lente. Les malades dans cet état maigrissent, sentent des chaleurs intérieures ardentes ; ils ne transpirent point, & quoiqu'ils mangent à leur ordinaire, ils tombent dans un marasme sans fièvre, ou du moins elle est imperceptible ; ils sont inquiets, mélancoliques & ne dorment presque pas ; ce qui établit le premier degré de phthisie dartreuse, si bien décrite par Lorry (a).

Quoique toutes les dartres soient très-ressemblantes entre elles, qu'elles reconnoissent les mêmes causes & qu'elles cèdent aux mêmes remèdes, différant plutôt par leur degré que par leur nature, nous allons les diviser & établir les symptômes caractéristiques qui distinguent chaque espèce.

(a) *Tractatus de morbis cutaneis*, p. 301.

CHAPITRE IV.

Division des Dartres.

LAISSANT celle qu'on a admise jusqu'ici, nous dirons, avec l'auteur ci-dessus cité, qu'il existe trois espèces de dartres : la *dartre miliaire*, la *dartre vive*, la *dartre phagédénique*, qui tire son nom de la profondeur de l'ulcère. C'est à dessein que j'omets la dartre farineuse, qui n'est, à proprement parler, que le premier degré de la miliaire. Cette maladie ne souffre pas d'autre subdivision, & c'est mal-à-propos que certains écrivains ont donné le nom de dartre à plusieurs éruptions qui n'ont rien de commun avec cette maladie ; comme les feux volages, les taches de hâle, & autres rougeurs de visage, dont Lorry a traité en particulier.

Dartre miliaire.

La dartre miliaire s'annonce d'abord par une grande démangeaison, qui est bientôt suivie de l'éruption d'un grand nombre de petites hydatides, qui n'ont tout au plus que le volume d'un petit grain de millet, qui s'ulcèrent & fournissent un écoulement de matière fétide. Cette dartre occupe ordinairement les bras, les mains, les cuisses, les bourses : la circonférence du siège de la maladie est souvent enflammée. La dartre miliaire est accompagnée dans son principe d'une fièvre locale, qui, à dire le vrai, n'est pas de durée.

Dartre vive.

La dartre vive, qui est très-rebelle, rougit la peau & la couvre de petits exanthêmes, à-peu-près comme dans l'érysipèle ulcérée. Il survient bientôt des croûtes, tantôt minces ; tantôt épaisses, humectées par une sérosité âcre. Elles sont d'autres fois sèches, accompagnées de chaleur mordante, avec demangeaison vive & douloureuse. Elle est d'un caractère très-opiniâtre, & quoiqu'elle cède ordinairement aux remèdes qu'on emploie pour la détruire, elle reparoît bientôt aux environs du siège qu'elle occupoit auparavant.

Dartre phagédénique.

La dartre phagédénique ou ulcéreuse, tire son nôm de ce qu'elle ne s'en tient pas à la seule destruction de la peau, mais qu'elle attaque encore le tissu musculaire & produit un ulcère. Elle s'annonce d'abord par de légère phlyctènes accompagnées d'une douleur cuisante, qui sont bientôt arrosée d'une humeur ichoreuse, qui, par so âcreté, produit dans toutes les parties voisines tout autant de petits ulcères, arrosés d'une humeur si âcre, qu'on l'a souvent apperçue brûler les linges dont on se servoit pour le pansement.

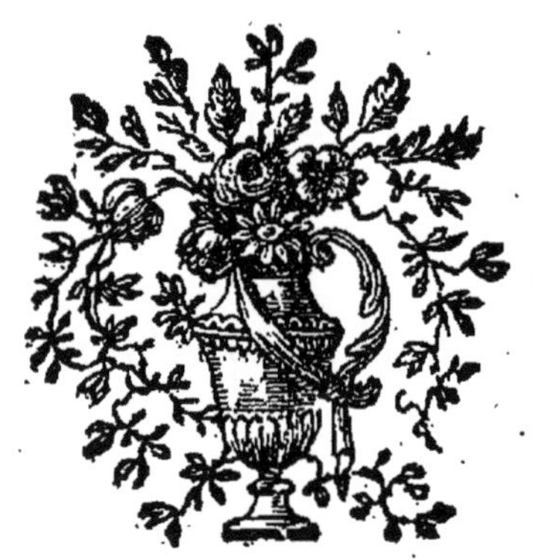

CHAPITRE V.

Traitement des dartres en général, par les remèdes qu'on a employés jusqu'ici.

Ce n'eſt pas ſans raiſon qu'on place les dartres au rang des maladies les plus opiniâtres & les plus difficiles à guérir, puiſque pour y parvenir, il faut entièrement changer la manière d'être du corps, & renouveller la lymphe. D'ailleurs, comme c'eſt une maladie dépuratoire, il y a bien des précautions à prendre pour ne pas troubler la nature dans ſes opérations. On doit d'abord tâcher de découvrir les cauſes qui peuvent avoir donné lieu à la maladie, & d'après leur connoiſſance, on ſe décidera à détruire les dartres ou à les entretenir. Il eſt d'autant plus nécessaire de faire ces observations avant d'entreprendre leur traitement, qu'il y en a qui sont critiques, même salutaires, & qu'il faut plutôt maintenir que guérir. Ma treizième observation présente un cas de cette espèce. Le sujet est un jeune homme de vingt-quatre ans, qui, à la suite d'une gale répercutée, fut atteint de tous les symptômes d'une phthisie pulmonaire, lesquels disparurent entièrement par l'éruption d'une dartre vive sur toute la capacité antérieure de la poitrine. Quand cette dartre ne couloit plus, le malade ressentoit des serremens de poitrine & quelques quintes de toux. Quand l'écoulement reprenoit son cours, il sentoit sa poitrine entièrement libre. Il auroit été imprudent d'attaquer de suite cette dartre critique. Ce ne fut qu'au bout de dix-huit mois que je la combattis par les laitages & l'extrait de *solanum*.

Quand

Quand on a donc un dartreux à traiter, après l'avoir décidé à s'assujétir à un assez long traitement, il s'agit de concilier aux humeurs le baume dont elles ont été dépouillées, de donner à la peau assez de souplesse pour que la nature puisse sans obstacle chasser au dehors la matière dartreuse. On remplira ces indications par les bains, par un long usage des bouillons délayans, apéritifs & incisifs, les faisant précéder, s'il est nécessaire, des remèdes généraux, comme la saignée & la purgation; après quoi on doit examiner ce qui a donné lieu à la maladie; & si elle doit son origine à la suppression de quelque évacuation, il faut diriger toutes ses vues vers son rétablissement. Si elle est causée par quelque humeur répercutée, il faut tâcher de la rappeler par des remèdes appropriés; si elle ne cède pas, il faut, à force d'adoucissans, la rendre miscible, ou l'assimiler, s'il est permis de parler ainsi, à nos humeurs. Mais si la maladie est produite accidentellement, par les causes ordinaires dont nous avons parlé, il faut s'attacher aux bouillons altérés avec les plantes dépurantes, adoucissantes & incisives. Le suivant est excellent en pareil cas.

℞. Racine d'aulnée, demi-once; racine de patience sauvage, une once; feuilles de chicorée, de beccabunga & de cresson de fontaine, en tout une grosse poignée: faites cuire les racines avec demi-livre de maigre de veau ou un poulet; & lorsque le veau ou le poulet sera cuit, on y jettera les feuilles. On mettra suffisante quantité d'eau pour retirer deux petites écuellées du bouillon, dont le malade prendra une prise le matin, & l'autre l'après-midi.

On pourra faire précéder chaque prise, suivant l'intensité de la maladie, d'un bol fait avec douze grains de terre foliée de tartre & vingt grains d'extrait de fumeterre. Ce bol est sur-tout de la plus grande utilité lorsque les dartres sont la suite d'un lait répandu.

Après avoir continué ces bouillons pendant une quinzaine de jours, il faut purger doucement, & prescrire de suite le petit-lait, qu'on doit continuer au moins pendant un mois, ajoutant, les quinze derniers jours, à chaque prise une cuillerée de suc de parties égales de feuilles de chicorée & de fumeterre.

On passe ensuite à l'usage des bouillons suivans.

℞. Une once de racine de grande bardane, demi-once de racine de bois de genévrier, une once de racine de scorsonère, deux gros de tige de *solanum scandens* concassée : faites bouillir le tout avec demi-livre de veau & six cuisses de grenouilles dans trois chopines d'eau, jusqu'à diminution de la moitié. Ajoutez trois écrevisses de rivière ; jetez sur la fin de la coction demi-poignée de cerfeuil & demi-poignée de sommités de houblon : passez le tout pour partager en deux doses, dont on prendra la première le matin à jeun, & la seconde à cinq heures du soir, ajoutant de jour à autre à la prise du matin, deux gros de sel de Glauber & une once de sirop de chicorée composé.

Dans le cas d'opiniâtreté de la maladie, on secondera l'effet de ces bouillons par l'usage d'une poudre faite avec demi-once d'antimoine cru & deux gros d'éthiops minéral. La dose pour les adultes doit être un demi-gros ; & pour les enfans, quinze grains, qu'on donne dans du pain à chanter deux fois par jour, & qu'on réduit en pilules, si le malade l'aime mieux.

La médecine dont je me sers orinairement pendant le traitement des artreux, se fait avec une grosse poi-née de feuilles & de racine de pa-ience sauvage, qu'on fait bouillir dans uffisante quantité d'eau, pour un verre e médecine, faisant fondre dans la colature demi-once de sel de Glauber & deux onces & demie de manne.

Chaque praticien doit augmenter ou iminuer la dose de ces ingrédiens, sui-ant les tempéramens qu'il a à traiter.

Si tous ces remèdes bien administrés ne diminuent pas les symptômes de la maladie, mais qu'au contraire elle fasse des progrès, il faut de nécessité en ve-nir aux bains domestiques, ayant soin de faire bouillir dans l'eau qui doit ser-vir pour le bain, égales parties de feuilles d'eupatoire & de tiges de *sola-num scandens*. On doit les continuer pendant un mois, faisant prendre en même temps l'électuaire suivant, qu'il m'a été communiqué par M. Fouquet, médecin de l'hôpital militaire de Montpellier, qui a tiré le plus grand avantage de ce remède. J'ai été plusieurs fois à même de me convaincre de son efficacité. Je puis certifier qu'avant que je me servisse du *solanum scandens*, c'étoit mon unique ressource dans les cas de dartres opiniâtres. Ce seul électuaire continué pendant un mois avec le petit-lait, a guéri une dartre vive aux parties génitales d'une femme, qui en souffroit depuis dix ans.

℞. Antimoine cru pulvérisé, demi-once.

Conserve de roses rouges, une once.

De fumeterre & de cochlearia, une once de chaque.

Gomme de gayac deux gros, avec suffisante quantité de sirop de limon. Faites un électuaire.

La dose est, en commençant, demi-gros soir & matin, qu'on augmente ou qu'on diminue suivant son effet. On prend après la dose du matin un verre de petit-lait avec une cuillerée de suc de fumeterre, & après celle du soir un verre de tisane dont il sera parlé dans le cours du traitement.

Lorsque M. Fouquet avoit des dartres invétérées à combattre, ou qu'il avoit le moindre doute de complication du virus vérolique, il ajoutoit un grain de sublimé sur chaque once d'électuaire.

Il faut avoir soin de faire précéder les bains d'un doux purgatif, même de la saignée, si la constitution du malade l'exige. Hippocrate dit: *Corpora impura ne balneaveris.* On peut donner dans le bain, le matin, la première dose d'électuaire avec le petit-lait.

Si les malades ne peuvent point supporter le petit-lait, il faudra y substituer d'autres délayans ou tempérans, attendu que pendant l'usage des bains & de l'électuaire on doit toujours avoir égard à l'état des fluides, qu'il faut adoucir, délayer, pour détruire l'acrimonie des humeurs qui a pris le dessus, leur rendre la fluidité naturelle en les incisant & divisant légèrement sans causer aucun trouble. On doit, pour ainsi dire, déterminer les parties hétérogènes qui constituent l'essence des dartres, à se séparer de la masse du sang par la transpiration & par les urines. Les décoctions suivantes remplissent très-bien ces indications, pourvu qu'on les continue long-temps.

℞. Racine de patience sauvage mondée & coupée par morceaux, une once & demie; faites-la bouillir dans trois chopines d'eau jusqu'à réduction d'une pinte : faites-y infuser deux gros de réglisse effilée, & ajoutez à la colature un gros de sel de Glauber. On donnera cinq à six verres de cette tisane par jour.

Un médecin Suédois a employé avec

grand ſuccès la décoction ſuivante, pour détruire les dartres les plus invétérées.

℞. La ſeconde écorce des petites branches d'ormeau toute fraîche; faites-en bouillir quatre onces dans deux pintes d'eau, juſqu'à conſomption de la moitié : donnez deux fois par jour une chopine de cette décoction, après y avoir diſſout un gros de nitre purifié. Il faut continuer ce remède pendant un mois. Je n'ai jamais eu occaſion de l'employer; mais je le tiens d'un praticien digne de foi, qui m'a dit s'en être ſervi avec le plus grand ſuccès, d'après la tradition du médecin Suédois.

Le lait de vache pris ſeul, ou avec quelque décoction inciſive & dépurante, comme l'eſquine, la ſalſepareille, le lait d'âneſſe, conviennent très-bien dans le traitement des dartres. J'ai vu céder une dartre vive qui couvroit la moitié du viſage, au lait d'ânesse continué pendant deux mois, & aidé des pilules de Bellosté réformées, qui paroissent plus propres à guérir les maladies de la peau que la vérole; du moins j'en ai tiré plus d'avantage dans celles-là que dans les maladies vénériennes.

Après que les dartres ont disparu, comme c'est un genre de maladie qui se joue très-souvent des ressources de l'art, & qui ne cesse que pour revivre avec plus de vigueur, il est prudent de tenir les malades pendant deux mois à la tisane faite avec la racine de bardane & la garance. Feu M. Venel, illustre professeur de l'université de Montpellier, regardoit la garance comme le remède spécifique dans les affections dartreuses. Il en faisoit prendre la décoction tous les matins aux adultes, depuis une chopine jusqu'à trois demi-setiers. Il en prescrivoit l'usage deux ou trois mois, & il répétoit ſouvent que lorſque ce remède fruſtroit ſes attentes, ce qui étoit aſſez rare, il avoit recours au ſuivant, qui rempliſſoit ordinairement ſon but.

℞. Deux poignées de ſeigle bien mondé, une petite poignée de chiendent, autant de capillaire adianthum; faites bouillir le tout dans trois écuellées d'eau, juſqu'à la conſomption du tiers. Faites-en prendre une écuellée le matin, & l'autre le ſoir. Je n'ai pas encore eu occaſion de me convaincre par moi-même de l'effet de ces deux remèdes; mais les tenant d'une perſonne digne de foi dont je reſpecte la mémoire, j'ai tout lieu de penſer que ce n'eſt pas ſans raiſon qu'il nous en faiſoit l'éloge. Quoiqu'il fût très-grand chimiſte, il évitoit d'employer les préparations chimiques autant qu'il le pouvoit, & il ne ceſſoit de nous recommander, dans les préleçons de matière médicale, d'employer dans notre pratique les remèdes les plus simples, comme étant les plus analogues à la nature de nos humeurs.

Les eaux minérales sont d'un très-grand secours dans le traitement des dartres, tant intérieurement qu'extérieurement. Les eaux minérales acidules de Vals dans le Vivarais, les eaux thermales de Bagnères-Luchon, & les bains sont les plus usités. Les bains d'Avène, & les eaux nouvellement découvertes à quatre lieues de Lodève en Languedoc, méritent la première place, d'après les médecins de Montpellier, qui, par la proximité du lieu & le nombre des malades qu'ils sont à portée d'y envoyer, doivent mieux s'en être convaincus que nous. Les bouillons de vipères ou de serpens ne sont pas à négliger.

Il n'est point de maladie pour laquelle on trouve plus de remèdes que pour les dartres ; chacun prétend posseder un ſpécifique, & je n'en connois pas de plus opiniâtre ni qu'on guériſſe moins. Sans analyſer ici tous les remèdes qu'on a employés pour leur traitement, je me contenterai de dire qu'il y a nombre de dartres légères appelées diſcrètes, qui n'exigent abſolument d'autre remède que la propreté, ou qui, étant le commencement de celles que nous traitons, ne demandent dès leur principe qu'un uſage ſoutenu de quelque tiſane altérante, du petit-lait clarifié, un ou deux laxatifs, ayant ſoin de laver en même temps la partie affectée avec la décoction de guimauve tiède & le lait chaud.

Quant au reſte des topiques, on doit les éviter, ou du moins ne les employer qu'avec toute la précaution poſſible, & après avoir fait précéder les remèdes internes; il convient même de commencer par les plus doux.

Lorſque parmi le nombre des dartreux que j'ai ſoignés, la maladie a paru réſiſter aux remèdes internes, ou que pour ſatisfaire les malades, il m'en a fallu venir à ces ſortes de remèdes, le cérat de Galien a rempli mes vues la plupart du temps; & lorſque j'ai été obligé d'avoir recours à un remède plus actif, je me ſuis ſervi de la pommade ſuivante, de laquelle j'ai retiré tout le ſuccès poſſible.

℞. Deux onces de cérat de Galien compoſé avec l'huile d'amande douce & la cire blanche, trois dragmes de ſoufre vif, demi-gros de benjoin en larmes; faites du tout un cérat. On appliquera de cette pommade ſur les parties affectées, pendant huit jours à la même heure, en ſe mettant au lit, couvrant la partie avec un linge. On ſuſpendra après ce terme pendant huit jours, pour recommencer la même manœuvre & la continuer pendant huit autres jours, ayant ſoin de renouveller ſouvent la pommade, qui ranciroit ſi elle reſtoit long-temps faite. On peut l'appliquer ſur toutes les parties du corps, même ſur le viſage, ſans courir le moindre danger. J'emploie par fois un autre topique qui me réuſſit ſouvent, mais que je ne puis encore publier, n'ayant pas aſſez d'obſervations par devers moi pour en aſſurer l'efficacité.

Le ſeul topique qu'employoit M. Venel pour achever la guériſon des dartres, étoit une pommade faite avec deux gros d'onguent roſat & deux gros de précipité rouge, *præmiſſis præmittendis*. Malgré ma vénération pour l'autorité de ce médecin, je ne conſeillerois jamais un pareil remède, ayant été témoin depuis peu du déſaſtre cauſé par un topique à peu près de cette eſpèce, appliqué ſur la capacité de la poitrine ; & voici le cas.

Le ſujet de ma quinzième obſervation, âgé d'environ trente-deux ans, avoit une dartre vive qui lui couvroit toute la partie antérieure de la poitrine, & qui gagnoit quelquefois jusqu'à la région hypogastrique.. Voyant que les remèdes internes ne le guérissoient pas de suite, & très-ennuyé de cette maladie, qui l'empêchoit de dormir depuis deux mois, il eut recours à un homme de ma connoissance, & le pria instamment de le délivrer de cette cruelle maladie, lui promettant de le payer très-généreusement, s'il le guérissoit bien vîte. C'étoit bien là le vrai motif qui pouvoit engager cet empirique à employer un remède répercussif, qui fit disparoître la maladie sans la guérir : en conséquence, il lui donna une pommade qui n'est pas parvenue, jusqu'à moi, & dont l'effet fut si précipité, que dans trois fois vingt-quatre heures toute la dartre disparut. Le malade & le charlatan s'applaudissoient beaucoup ; mais malheureusement ces alégresses ne furent pas de longue durée, puisque le lendemain dans la nuit il survint au malade une oppression terrible, avec des quintes de toux féroces, qui l'obligèrent de se tenir sur son séant, pour éviter d'être suffoqué. Le malade resta six jours & six nuits dans ce triste état. La saignée répétée, les loochs adoucissans incisifs, les huileux, tout devenoit inutile, & ce ne fut que par l'application d'un large vésicatoire sur toute la partie que la dartre occupoit, qu'on put soulager le malade. Au bout de huit heures que le vésicatoire fut appliqué, l'oppression diminua, & on leva l'appareil : on ouvrit les ampoules, qui rendirent un gobelet de sérosité âcre, qui n'étoit autre chose que l'humeur dartreuse répercutée par le topique, & qui s'étoit fixée sur le poumon. Quoique le malade se trouvât beaucoup mieux, d'après l'effet de ce remède, il fallut encore attaquer la maladie première par les bouillons adoucissans & béchiques : le lait d'ânesse fut mis en usage pour arrêter une petite toux qui subsistoit encore, & ce ne fut que par l'extrait de *solanum* continué pendant deux mois, qu'il fut possible de détruire l'humeur morbifique qui s'étoit fixée sur le poumon.

Cet exemple démontre combien il est imprudent d'avoir recours aux topiques répercussifs & astringens pour la guérison des dartres. Oribaze, médecin Grec, dit que c'est en vain qu'on emploie les remèdes externes pour guérir les maladies de la peau, si on n'attaque en même temps intérieurement la cause de ces maladies. Il n'est pas moins vrai qu'on voit tous les jours des dartres disparoître par l'application de quelque pommade plus ou moins caustique : mais au lieu de compter sur cette guérison momentanée, qu'on fasse attention à la métastase qui en résultera, & qui sera plus ou moins dangereuse, suivant la partie qui en deviendra le siège.

Il est cependant des cas, comme je l'ai observé ci-devant, où l'on peut avoir recours aux remèdes topiques, mais c'est toujours avec la plus grande sagesse. Il peut même y avoir des circonstances qui exigent que nous mettions en usage la révulsion, pour prévenir un danger imminent; lorsque, par exemple, le virus dartreux attaque brusquement le visage, le nez, les joues, les yeux, & qu'il nous fait craindre la perte de la vue, il faut avoir alors recours, de toute nécessité, à l'application des vésicatoires derrière les oreilles ou à la nuque, pour attirer l'humeur qui, fixée aux yeux, nous fait craindre pour la perte de cet organe. On peut suppléer aux vésicatoires par un cautère ou un séton à la nuque. Lorry fait beaucoup d'éloges, dans ce cas, de l'application de l'écorce de garou derrière les oreilles. J'ai eu occasion de m'en servir deux fois avec succès chez deux malades. En un mot, tous les topiques forts & répercussifs sont dangereux dans le traitement de cette maladie : en effet, on ne les emploie que d'après une expérience aveugle. Un médicament dangereux par lui-même paroît avoir été quelquefois du plus grand avantage, parce qu'on n'a pas examiné les circonstances, & l'on continue à l'employer par tradition, sans l'examiner davantage. L'administrateur de ces remèdes me dira que l'expérience est le seul guide infaillible. Je lui répondrai que cela est vrai, en supposant que celui qui s'en autorise soit capable d'*expérimenter*.

J'ai fait mention en général de la plupart des remèdes qu'on emploie journellement pour guérir les dartres. Je n'entends pas qu'on doive faire prendre au malade tous ces médicamens, & sur-tout à la fois. Il y a des cas où quelques bouillons tempérans suffisent; d'autres où il faut avoir recours aux sudorifiques; dans d'autres on retirera plus d'avantages des eaux minérales & des bains de même nature.

Mais comme la plupart du temps tous ces secours sont inutiles, & que j'ai retiré les plus grands avantages de la douce-amère dans le traitement des dartres les plus opiniâtres & les plus invétérées, je vais passer à la description de cette plante, qu'on regardera avec raison, d'après les faits rapportés dans la suite de l'ouvrage, comme le meilleur remède qu'on ait employé jusqu'ici pour la destruction de cette cruelle maladie.

CHAPITRE VI.

Description de la Douce-amère, dite Solanum ſcandens ou Vigne de Judée.

On trouve dans les lieux humides, le long des haies & des ruiſſeaux, une plante que Linnæus appelle *ſolanum dulcamara*, *ſolanum caule inermi fruteſcente flexuoſo, foliis ſuperiori haſtatis, racemis cymoſis.* Sa racine eſt petite & mince, fibreuſe, & pouſſe des branches grêles plus ou moins hautes, mais d'ordinaire de cinq ou ſix pieds, qui, en grimpant, s'entrelacent & s'uniſſent aux arbriſſeaux voiſins. L'écorce des jeunes branches, qui dès le commencement eſt verte, devient dans les vieilles cendrée à l'extérieur, toute gercée & d'un beau verd en dedans.

Le bois renferme une moëlle fongueuse & cassante.

Ses feuilles naissent alternativement oblongues, lisses, pointues, assez semblables à celles du smilax, d'un verd foncé, garnies quelquefois de deux oreilles à leur base, attachées par une queue longue de demi-pouce. Aux mois de juin & de juillet ses fleurs naissent en bouquets, petites, d'une odeur désagréable, mais assez jolies, dont la corolle est divisée en cinq segmens étroits, pointus, réfléchis en dehors, de couleur violette, avec une petite tache arrondie à la base de chacun d'eux, vers le centre de couleur verte, bordé de blanc : les baies qui leur succédent sont un peu ovales, vertes au commencement, & de couleur d'écarlate dans leur maturité, pleines d'un suc fade & visqueux.

Linnæus la place dans la cinquième classe, dite pentandrie, & l'appelle en françois *douce-amère* ou *vigne de Judée.*

C'est le *solanum scandens* ou *dulcamara* de Tournefort.

Cette plante, que je décris exactement, pour qu'on ne la confonde pas avec les autres morelles dont elle est une espèce, a été décrite par Mathiole, qui rapporte que les dames de Toscane faisoient une pommade avec le suc de ses baies, pour effacer les taches du visage & le colorer.

Pline, sans entrer dans aucun détail, dit qu'on s'en servoit comme du plus puissant résolutif de son temps, appliqué extérieurement, la regardant comme un poison administrée intérieurement; mais la médecine moderne, qui cherche toujours à simplifier l'art de guérir, est parvenue, par des observations réitérées, à découvrir l'efficacité de la plupart des plantes administrées intérieurement, qui étoient regardées comme des poisons par nos

pères

pères de la médecine. Suivant l'exemple de Storck & autres, j'ai tout lieu de croire que mes obſervations, jointes à celles qu'on a faites avant moi ſur le même ſujet, ſuffiront pour prouver l'efficacité de la douce-amère dans les affections dartreuſes les plus opiniâtres, & démontreront à mes confrères, comme à moi, l'avantage que nous pourrions retirer de cette plante dans le traitement de pluſieurs maladies qui reconnoiſſent une cauſe analogue aux maladies de la peau. Tous les auteurs anciens & modernes qui ont parlé de la douce-amère, l'ont regardée, employée intérieurement, comme un très-bon fondant & déſobſtruant : il n'y a que Pline qui dit que ſon uſage intérieur eſt pernicieux. On l'a employée de tout temps, appliquée extérieurement écraſée & fraîche, comme un puiſſant réſolutif. M. Fouquet s'en eſt ſervi de cette manière pour guérir des tumeurs lymphatiques récentes. Fuller regarde l'infusion de ses tiges comme un vulnéraire très-efficace pour résoudre le sang extravasé. D'après cet auteur, je m'en suis servi moi-même en pareil cas avec un égal succès, & c'est presque le seul vulnéraire que j'aie employé, comme le plus commode & celui qui me réussissoit le mieux tout le temps que j'ai pratiqué la médecine à la campagne. Cullen s'en est servi avec le plus grand succès dans la jaunisse, sur-tout lorsqu'elle étoit causée ou entretenue par les obstructions invétérées du foie. Spielman, en Allemagne, en fait grand cas, dans toutes les maladies causées par l'acrimonie du sang & l'épaississement de la lymphe : il l'ordonne, pour remplir ces indications, en décoction dans le lait, ou le lait coupé avec une forte décoction des tiges de cette plante. Il faudroit encore nombre d'observations pour bien constater son efficacité dans toutes ces maladies. Je me bornerai ici à décrire les cures des dartres les plus opiniâtres que j'ai faites avec son extrait, me réservant de recueillir dans la suite d'autres observations pour prouver l'avantage qu'on pourroit en retirer dans les rhumatismes froids ou chroniques, les écrouelles, les cachexies, & dans les maladies vénériennes, dans le traitement desquelles cette plante a déja été employée à l'hôpital militaire de Montpellier. Comme on pourroit mal préparer l'extrait de cette plante, & ne pas en retirer alors un bon succès, je décrirai le procédé que j'ai suivi pour le préparer moi-même, & je finirai par des observations, qui sont plus que suffisantes pour prouver la supériorité de la douce-amère sur les remèdes qu'on a employés jusqu'à présent dans le traitement des dartres.

CHAPITRE VII.

Extrait de solanum scandens.

A LA FIN de juin & au commencement de juillet, temps auquel la douce-amère est en fleur, j'ai fait ramasser toute celle que j'ai pu me procurer, qui a pesé environ soixante-douze livres. Je l'ai fait piler dans un mortier de marbre avec un pilon de bois, après quoi j'ai mis le marc à la presse pour en retirer le suc, qui s'est porté au poids de vingt-six livres. Je l'ai passé par le blanchet, & au moyen d'un feu modéré, je l'ai réduit en consistance d'extrait épais. J'ai suivi la méthode de Storck dans son extrait de ciguë, c'est-à-dire que j'ai employé le suc exprimé & non dépuré, de sorte qu'après la coction de l'extrait, l'ayant retiré du feu, je l'ai trouvé chargé d'une grande quantité de ſubſtance que Baumé appelle fécale. Tel eſt l'extrait que j'ai préparé juſqu'ici, ou que j'ai fait préparer à pluſieurs apothicaires de différentes villes. Il m'a toujours très-bien réuſſi préparé de cette manière, tandis que l'extrait de la plante préparé avec le ſuc dépuré n'a pas produit les mêmes effets entre les mains de certains médecins qui l'ont employé.

Enfin les ſoixante-douze livres de plante m'ont rendu vingt-ſix livres de ſuc, & le ſuc m'a rendu environ vingt-neuf onces d'extrait d'un verd obſcur au commencement, mais qui a bruni peu de jours après.

OBSERVATIONS.

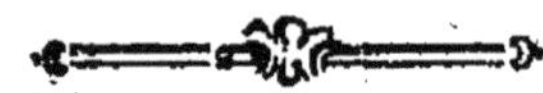

Ire OBSERVATION.

LE 9 mai 1777, le nommé Mauri, marchand de bœufs, âgé d'environ quarante ans, de la jurisdiction de Caylus, vint me prier de lui donner mes soins. Il étoit attaqué d'une dartre vive aux bourses, qui s'étendoit quelquefois, suivant la différente température de l'air, jusqu'aux aînes & au périnée. Après lui avoir fait les questions nécessaires pour découvrir ce qui pouvoit avoir donné lieu à cette éruption dartreuse, je fus peu satisfait, & je ne pus l'attribuer qu'à sa constitution cachectique & aux travaux excessifs auxquels il s'étoit livré, comme aux mauvais temps & aux pluies que lui avoit fait essuyer son métier. Il y avoit déja quatre ans que cette éruption avoit commencé à paroître lorsqu'il vint me consulter ; ce qui me décida à le préparer par les bains pour le faire passer aux remèdes nécessaires. Je lui prescrivis un bouillon dépurant à prendre deux fois par jour : je le faisois toujours précéder de quelques pilules fondantes & laxatives, où entroient l'antimoine & le mercure doux. Je continuai ce traitement près d'un mois; mais voyant le peu de succès que j'en retirois, & la maladie empirant de jour à autre, je lui prescrivis l'usage de la dissolution de sublimé corrosif, ayant soin de prévenir l'impression de sécheresse & d'irritation que pourroit produire ce remède, par une copieuse boisson de décoctions mucilagineuses, que je ne faisois cependant prendre qu'un certain temps après le sublimé, pour ne pas empêcher son effet. Je tins le malade pendant un mois à l'usage de ce remède, dont j'augmentois & diminuois la dose suivant les différentes circonstances; mais bien loin de diminuer les souffrances du malade, il ne fit que lui causer un resserrement de poitrine, joint à une insomnie qui lui faisoit passer les nuits blanches; ce qui me détermina à interrompre l'usage de ce remède, pour en venir au lait d'ânesse, qui me parut être la seule ressource, tant pour détruire la mauvaise impression du sublimé sur l'estomac & la poitrine du malade, que pour adoucir l'acrimonie dartreuse. Le lait, au bout de quelques jours, détruisit entièrement les ardeurs de poitrine qu'il ressentoit depuis l'usage du sublimé, mais ne diminua pas la maladie du consultant. Au lieu d'interrompre le lait alors, je fis ajouter à chaque prise trois onces de suc tiré par résidence des feuilles de cresson, de chicorée, de fumeterre & de pissenlit ; ce qui parut, au bout de vingt jours, devoir entièrement détruire la maladie ; car il commença à dessécher les bourses, qui étoient couvertes de croûtes arrosées d'une suppuration ichoreuse qui enfamoit toutes les parties voisines, si on n'avoit soin de les en garantir, en couvrant toute la partie affectée d'un grand linge trempé dans la décoction de graine de lin & de racine de patience. Je me flattois alors que l'usage de ce remède, long-temps continué, pourroit entièrement guérir le malade ; mais je fus bientôt déchu de mes espérances, puisque vers le milieu d'août, la maladie fut plus en vigueur que jamais. Je ne savois plus quel parti prendre, lorsque mon père me conseilla de lui administrer les pilules de Belloste. L'expérience de mon père, jointe au peu de succès que j'avois retiré de tous les autres remèdes, me firent adopter ce parti : en conséquence, je prescrivis à mon malade quatre pilules de Belloste pour le 20 août, le matin. Je m'en tins à cette dose jusqu'au 25, ne lui faisant prendre que quelques verres de sa tisane ordinaire, qui étoit faite avec parties égales de racines de bardane & de patience sauvage. Voyant que le malade n'étoit point du tout tracassé par cette dose de pilules, je lui en fis prendre quatre autres, à cinq heures du soir : je fis continuer cette dose pendant huit jours; après quoi j'en vins à six pilules le matin & quatre le soir. Je m'en tins là au moins pendant un mois, sans appercevoir le moindre changement en bien ni en mal; ce qui me surprit beaucoup : je crus alors qu'il falloit aider leur activité, en donnant au malade par dessus chaque prise un verre de tisane faite avec un nouet d'antimoine cru & six feuilles de douce-amère, avec deux gros de tiges de cette plante concaſſée. Eſclave des avis de mon père, je fis continuer les pilules de Belloſte avec la tiſane ci-deſſus, ayant ſoin d'augmenter la doſe des pilules tous les ſix jours pour tenir le ventre libre au malade. Ce traitement, ſuivi pendant un mois & demi, améliora l'état du malade, au point qu'il ſe croyoit entièrement guéri, & qu'il voulut diſcontinuer tous les remèdes ; mais il fut la victime de ſon inconſtance, puiſqu'un mois après il revint me dire que la dartre couloit à ſon ordinaire, qu'il ſouffroit plus que jamais, & qu'elle s'étendoit ſur toutes les cuiſſes, comme j'en fus convaincu en l'examinant ; il ajouta même qu'il préféroit mourir ou ſouffrir toute ſa vie, plutôt que de prendre aucun autre remède. Bien loin de me décourager par les propos de ce malheureux, je fis enſorte de le détourner de ſa réſolution, lui repréſentant qu'il alloit prendre un remède qui pourroit le guérir radicalement. J'avois tout lieu de l'augurer, par rapport à l'éloge que j'avois entendu faire de cette plante ; & encore plus par la diminution de la maladie par son usage en tisane. Ayant enfin regagné la confiance de mon malade, il consentit à faire encore des remèdes pendant un mois. Je lui prescrivis alors quelques bouillons avec les grenouilles & quelques plantes incisives, parmi lesquelles étoit la douce-amère : je le purgeai ensuite avec douze pilules de Belloste, qu'il prit le soir en allant se coucher, & qui lui firent pousser neuf à dix selles le lendemain matin ; après quoi voyant l'effet que produisoit la douce-amère, employée en tisane seulement, je conclus que son extrait agiroit bien plus efficacement : en conséquence j'en fis préparer tout de suite sous mes yeux deux onces par M. Marconier, de Caylus, & j'en prefcrivis d'abord fix grains au malade, lui faifant boire par deffus demi-livre de petit-lait, dans lequel on faifoit bouillir deux feuilles feulement de douce-amère. Cette petite dofe fut continuée dix matins confécutifs; après quoi, voyant que le malade ne reffentoit aucune incommodité par ce remède, j'en prefcrivis quinze grains, qu'on continua pendant fix jours feulement; enfuite il en prit vingt grains le matin & autant le foir, ayant foin de purger de temps en temps avec la dofe de pilules de Bellofte prefcrite ci-deffus. Ce remède, continué pendant environ deux mois & demi, a entièrement guéri le malade; il y a à-peu-près cinq ans, & il ne s'eft pas apperçu de la moindre récidive, fi l'on en excepte quelque petite démangeaifon qui lui furvient au printemps; mais elle n'eft pas fuivie de la moindre éruption. Voilà certainement le triomphe de l'extrait de *solanum* démontré par le traitement de cette maladie, sur tous les remèdes qu'on a employés en pareil cas. Je suis à même de présenter le sujet, encore plein de vie, comme garant de la vérité de ce que j'avance; il a été guéri en même temps d'une tumeur scrophuleuse qu'il portoit au col depuis son enfance.

IIe OBSERVATION.

Le nommé Michel Marcange, meûnier, âgé de quarante-cinq ans, vint me prier de le guérir d'une dartre miliaire qui occupoit tout le devant de la poitrine, qui s'étendoit par-fois jusqu'aux hypocondres. Après m'être informé de l'époque du commencement de sa maladie, & de ce qui pouvoit la lui avoir occasionnée, il répondit qu'il y avoit environ six mois qu'il en souffroit; qu'il n'y avoit encore fait aucun remède, & qu'il ne pouvoit attribuer ſa maladie qu'au reſte d'une gale opiniâtre qu'il avoit gardée un an, & dont il avoit paru guéri deux ans avant l'éruption dartreuſe, par le moyen d'une pommade faite avec la poudre à canon, le ſoufre & l'huile ; remède qui, après deux ou trois frictions, fit entièrement diſparoître tous les boutons ; mais qu'il avoit toujours reſſenti depuis une démangeaiſon *entre peau & chair*, pour répéter ſon langage, & que dans les chaleurs excèſſives, l'éruption dartreuſe avoit ſuccédé à cette grande démangeaiſon, laquelle éruption lui cauſoit tant de douleur & de cuiſſon, qu'il étoit obligé, pour appaiſer ſes ſouffrances, d'aller ſe baigner tous les ſoirs dans la rivière jusqu'au cou : il ajouta qu'il ne pouvoit plus y tenir, me priant de vouloir lui preſcrire tous les remèdes néceſſaires pour le guérir, proteſtant de ſon exactitude à ſuivre mes avis. Je le fis paſſer auſſitôt à l'uſage de quelques bouillons altérans, que je fis précéder d'un laxatif & d'une saignée, que la constitution du malade sembla exiger ; & pour éviter des frais à cet homme, que sa position ne lui permettoit pas de faire, je résolus, après l'avoir purgé avec quarante-huit grains jalap & demi-gros crême de tartre, de lui administrer moi-même l'extrait de *solanum*, pensant bien d'ailleurs que cette occasion me mettroit à même de me convaincre de son efficacité, étant administré seul. J'en prescrivis dix grains à prendre pendant quatre matins seulement, faisant boire au malade, immédiatement après, un grand verre de tisane faite avec les feuilles de douce-amère & un peu de nitre; après quoi j'en vins à douze grains le matin & autant le soir, & j'augmentai ainsi la dose par degrés jusqu'à demi-gros par jour, & je m'en tins là. Je fis continuer ce remède l'espace de deux mois & demi, & le malade aimant d'ailleurs le vin, s'ennuyoit de la tisane de *solanum*: je lui permis d'y mêler le tiers de vin. Ce seul remède, pris environ deux mois & demi ou trois mois, fit entièrement disparoître la maladie. J'avois soin de purger le malade tous les dix jours avec le purgatif que j'avois employé au commencement du traitement. Cette observation prouve que l'extrait de *solanum* bien préparé, peut suffire pour guérir les dartres les plus invétérées, pourvu que les malades veuillent le continuer assez long-temps : il semble même qu'il seroit très-prudent d'employer ce remède dans le traitement de certaines gales invétérées, qu'on guérit trop rapidement par l'usage des topiques, sans attaquer la cause intérieurement; d'où il résulte des maux à l'infini. Le sujet de cette observation, que j'ai eu occasion de voir souvent depuis sa guérison, m'a toujours assuré n'avoir plus vu paroître le moindre bouton dartreux, ni ressenti la moindre démangeaison depuis qu'il avoit discontinué les remèdes.

IIIe OBSERVATION.

Le 15 juin 1778, étant à Caylus, où je jouissois d'une pension pour prendre soin des malades de la ville, je fus appelé pour donner du secours à la fille d'un artisan, âgée d'environ 20 ans, qui s'étant plongée dans l'eau froide à l'époque de ses menstrues, fut tout-à-coup saisie d'un tétanos général, qui malgré les remèdes qu'on employa subitement, la retint immobile six jours dans son lit; ce qui dégénéra enfin en un rhumatisme aigu, qui céda au bout d'une quinzaine de jours à des saignées répétées, à beaucoup de boissons tempérantes légèrement diaphorétiques &

aux purgatifs répétés *alternis diebus.* Lorſque la malade ſe crut entièrement rétablie, après une convaleſcence de trois mois au moins, elle reſſentit tout-à-coup des douleurs dans l'intérieur de la région hypogaſtrique, avec un engourdiſſement des jambes & des bras, qui l'obligeoit de reſter ſur ſon fauteuil des ſemaines entières. Voyant alors qu'elle n'avoit pas eu ſes règles depuis l'imprudence qu'elle avoit commiſe, & ne pouvant attribuer ſes ſouffrances qu'à la ſuppreſſion de cette évacuation, je crus qu'en lui faiſant prendre quelques bains domeſtiques tièdes, & la ſaignant au pied, je rétablirois les règles, qui mettroient fin aux incommodités de la malade; mais je n'eus aucun ſuccès de ce remède, & il ſe fit, peu de jours après la ſaignée, une éruption dartreuſe aux cuiſſes & à toute la région hypogaſtrique, accompagnée de quantité d'ampoules pleines d'une sérosité âcre, qui ne s'évacuoit de temps en temps que pour se reproduire un instant après. Cette fille enduroit les douleurs les plus cruelles : elle ne pouvoit trouver aucune situation convenable; elle sentoit tout son corps en feu. On appela dans ce moment, en mon absence, un chirurgien qui la saigna, & lui prescrivit quelques potions huileuses qui ne calmèrent point du tout les douleurs de la malade; au contraire elles sembloient s'accroître, lorsqu'à mon arrivée je fus appelé auprès d'elle. J'y trouvai le chirurgien, qui me fit part de tout ce qui s'étoit passé, & des remèdes que l'urgence du cas lui avoit fait employer sans conseil, craignant la mort de la malade avant mon arrivée. Voyant le degré de la maladie & l'insuffisance des remèdes qu'on avoit employés, je la fis mettre dans un bain domestique, & au sortir du bain je lui fis donner un lavement.

Je la tins au bouillon & à quelques œufs frais. Le ſoir, voyant le temps qu'il y avoit que la malade paſſoit des nuits entières ſans dormir, je lui preſcrivis une once de ſirop diacode, moyennant quoi la malade repoſa toute la nuit, & ſe trouva beaucoup mieux le lendemain. Je profitai de ce mieux-être pour la purger doucement, & la faire paſſer le lendemain à l'uſage du lait de vache coupé avec moitié de décoction faite avec la racine d'eſquine & de buis. Au bout de huit jours, la malade ſe trouva beaucoup mieux ; les douleurs diſparurent, le feu s'appaiſa ; mais la dartre ne diminua pas ; elle paroiſſoit au contraire augmenter ; ce qui me décida à preſcrire à la malade douze grains d'extrait de *ſolanum* tous les matins, à prendre immédiatement avant ſon lait. Je continuai ainſi huit jours : mais voyant qu'il ne ſe faiſoit aucun changement ni en bien ni en mal, je prescrivis quinze grains d'extrait pour le matin & autant pour le soir. La dartre commença bientôt à se dessécher ; la peau des environs tomba par écailles, & j'en vins alors à vingt-quatre grains le matin & autant le soir. Dans deux mois, la malade ne ressentit plus la moindre douleur. La dartre ne disparut pas entièrement alors ; mais ayant recommandé au chirurgien de faire continuer le même remède encore long-temps, à petite dose, & d'en seconder l'effet par quelques verres de tisane faite avec les tiges de la douce-amère, la malade fut radicalement guérie, & n'a plus ressenti depuis la moindre douleur rhumatismale, ni apperçu le plus petit vestige de dartre. Cette observation ne contribue pas peu à prouver l'utilité de l'extrait de la douce-amère dans le traitement des dartres compliquées d'affections rhumatismales.

IVe OBSERVATION.

Dans le courant du mois de mai 1778, je fus consulté par une femme âgée de trente-six ans, habitante de la paroisse de Cornusson, jurisdiction de Caylus. Elle étoit attaquée d'une dartre vive qui lui faisoit traîner une vie languissante depuis quatre ans. Cette dartre disparoissoit souvent par l'usage d'un topique dont se servoit la malade. Je n'ai pu en découvrir la composition. Le mal reparoissoit bientôt, au point que n'ayant voulu se confier à aucun médecin, sa maladie avoit tellement empiré, qu'elle ne pouvoit plus marcher. Ses cuisses étoient couvertes de croûtes dartreuses, continuellement arrosées par une sérosité abondante, qui entamoit la peau qu'elle touchoit. Cette cruelle maladie s'étoit étendue jusques dans l'intérieur des parties génitales; le vagin étoit ulcéré; elle ne pouvoit uriner ſans reſſentir les douleurs les plus aiguës. Voyant que le cas étoit preſſant, & que la malade s'acheminoit à la mort, je lui preſcrivis tout de ſuite les bains domeſtiques, qu'on préparoit avec la décoction de mauves & deux poignées de branches de douce-amère. La malade reſtoit dans ce bain une heure le matin & une heure le ſoir. On lui donnoit dans le bain, le matin un bouillon altérant, & le ſoir une écuellée de lait de vache. Je fis précéder ces remèdes d'un laxatif. Elle continua ainſi l'uſage des bains douze jours conſécutifs, au moyen deſquels elle ſe trouva fort ſoulagée. La peau des environs du ſiège de ſa maladie perdit ſa tenſion; la cuiſſon étoit moindre: le ſommeil revint; mais la dartre ne pouvoit pas céder à ces ſeuls remèdes, étant d'ailleurs ſi invétérée. Je crus que l'unique moyen que j'avois à prendre étoit d'adminiſtrer l'extrait de douce-

amère;

amère : j'en prescrivis douze grains à la malade pendant cinq à six jours, lui faisant boire par dessus, tantôt une écuellée d'un bouillon altérant, avec la fumeterre & le cresson, tantôt une écuellée de lait de vache avec le suc de ces mêmes plantes. Ce remède passa fort bien, & j'en augmentai la dose quelques jours après. J'en vins, degré par degré, jusqu'à un scrupule le matin, & autant le soir. Je fis continuer ce remède pendant trois mois, ayant soin de purger tous les huit jours avec douze pilules de Belloste. Comme la malade souffroit beaucoup, j'avois soin de faire laver deux fois par jour le siège de la maladie avec une forte décoction faite avec la graine de lin & les feuilles de la douce-amère. Ce traitement aisé rétablit entièrement la santé de la malade ; la dartre disparut au bout de trois mois : il est vrai que le printemps suivant, elle parut vouloir se ranimer ; mais quelques bains domestiques & les bouillons d'écreviffe de rivière, avec la racine de bardane & d'esquine, pris pendant quinze jours, prévinrent son retour, & elle n'a plus paru depuis. J'ajouterai que la malade prit ensuite dans l'été, pendant un mois, le petit-lait, précédé d'un bol fait avec quinze grains d'extrait de *solanum*, dans la vue d'achever d'enlever la cause de sa maladie, qui avoit eu le temps de jeter de profondes racines. Le sujet de cette observation se félicite encore tous les jours d'être délivrée d'une maladie à laquelle elle croyoit succomber, & dont les souffrances qu'elle lui occasionnoit lui avoient fait souvent desirer la mort.

Ve OBSERVATION.

Le 15 mai 1779, le nommé l'Espérance, tailleur de pierre, habitant de

Puis-la-Garde en Quercy, vint me prier de le guérir d'une gonorrhée qu'il avoit depuis ſix mois, accompagnée de pluſieurs chancres & d'une dartre vive au ſcrotum. L'ayant queſtionné pour découvrir depuis quel temps il avoit contracté cette maladie, il me dit qu'il y avoit environ ſix mois que ſa gonorrhée couloit, que les chancres avoient paru peu de temps après, mais que l'éruption dartreuſe n'étoit ſurvenue que depuis un mois. Je conclus de là que la dartre étoit vérolique, & qu'en attaquant la cauſe première, je détruirois la maladie. En conſéquence, pour me conformer aux facultés & aux circonſtances, qui exigeoient que le malade fût traité au ſein de ſa famille, ſans que perſonne en fût inſtruit, je le fis paſſer à l'uſage du ſublimé corroſif, croyant que c'étoit le moyen le plus court pour le guérir promptement & à l'inſçu de ſes parens. Après que je l'eus fait ſaigner & purger, je lui prescrivis pour le lendemain une cuillerée de dissolution de sublimé dans l'eau distillée, que je noyois dans une écuellée de tisane d'orge. Je pris en même temps toutes les précautions possibles pour obvier aux inconvéniens qui peuvent suivre l'administration de ce remède, chez les constitutions foibles. Après que le malade l'eut continué pendant une quinzaine de jours, l'ardeur d'urine commença à diminuer; la matière de l'écoulement étoit louable : voyant cependant qu'il existoit toujours, ce qui alarmoit le malade, je lui prescrivis quelques pilules balsamiques & toniques, où entroit la térébenthine & le cachou. Ces pilules achevèrent de guérir le malade, qui fut délivré, au bout d'un mois environ, des chancres & de la gonorrhée : mais qu'elle fut ma surprise, lorsque je vis que la dartre paroissoit s'animer au lieu de guérir !

Cela ne me déconcerta pas. Je prescrivis les bains au malade : il passa à l'usage de quelques bouillons tempérans, que je fis précéder de quelques pilules, faites avec le mercure doux & l'antimoine ; mais le tout sans succès. Les bains & le petit-lait, que le malade prit long-tems, diminuoient pour un instant l'ardeur de la partie affectée ; mais ce soulagement étoit de peu de durée. Je vis alors que je ne pouvois trouver une occasion plus favorable pour me convaincre si l'extrait de *solanum* l'emportoit sur le sublimé que plusieurs médecins ont tant vanté pour le traitement des dartres. Les remèdes précédens ayant assez préparé le malade, je lui prescrivis de prendre pendant dix matins quinze grains d'extrait de *solanum*, avec un verre de tisane faite avec les feuilles de la même plante. Après quelques jours, je lui en prescrivis autant pour le soir. Quinze jours après l'usage de ce remède, la partie se relâcha, & la dartre fut en voie de guérison; ce qui me décida à augmenter la dose jusqu'à vingt-quatre grains le matin, & autant le soir. Cette dernière dose continuée pendant un mois, détruisit en entier la maladie. J'avois soin de lui donner après ses pilules, tantôt un verre de petit-lait, tantôt un verre de sa tisane, & je le purgeois au moins tous les deux jours. Cette observation, dont le sujet est encore plein de vie, habitant à la Garde en Quercy, où il est établi, nous prouve assez combien le sublimé corrosif est inférieur au *solanum* dans le traitement des dartres.

VIe OBSERVATION.

Le 15 avril 1779, une femme âgée de trente-deux ans, habitante de .... vint me consulter pour une dartre vive qui occupoit toute sa mamelle gauche,

& qui s'étendoit quelquefois iusqu'à la droite. M'étant informé des causes qui pouvoient avoir donné lieu à cette maladie, elle me répondit qu'elle avoit accouché très-heureusement depuis environ quatre mois, d'un enfant auquel elle donna la mamelle pendant vingt jours, époque de la mort du petit nourrisson, qui fut pour la mère un sujet de douleur & de chagrin insupportable : ells ne voulut alors absolument faire aucun remède pour chasser le lait, qui, joint à l'affliction de la malade, lui causa deux tumeurs à droite & à gauche de la mamelle, auxquelles, pour suivre les conseils de différentes voisines qui alloient la voir, elle avoit appliqué p'usieurs topiques, dont les uns l'avoient un peu soulagée, tandis que les autres avoient aggravé ses souffrances, qui, au moment qu'elle me consultoit, étoient des plus cruelles; ce qui la décida à me prier en grace de ne pas la négliger, & de lui administrer les remèdes que j'avois ordonnés en sa présence à une dame de ses amies qui étoit dans le même cas où elle se trouvoit. Je commençai par examiner tout le contour de la mamelle, qui, en certains endroits, paroissoit skirrheux. Le mamelon étoit entièrement caché par une croûte épaisse & noirâtre, laquelle croûte étoit environnée d'autres callosités, avec des fentes qui répandoient une humeur ichoreuse qui infectoit. Voyant le danger dont la malade étoit menacée, je lui prescrivis un régime de vie très-sévère : je lui défendis en même temps d'appliquer à l'avenir aucun remède externe sur sa mamelle : je lui ordonnai de suite les bouillons amers & apéritifs, faits avec les écrevisses de rivière, le pissenlit, le cresson, la fumeterre & la scabieuse, ajoutant à la colature un gros de sel de Duobus. Après que la malade eut continué ces bouillons une quinzaine de jours avec assez de succès, je la fis passer à l'usage du petit-lait mêlé avec le suc des plantes savonneuses amères, faisant précéder soir & matin chaque prise d'un bol fait avec vingt grains de magnésie, autant de terre foliée de tartre; ce qui commença à changer un peu l'état de la malade. Une partie des croûtes se détacha, & celles qui restoient fournissoient un pus louable; l'odeur fétide disparut; ce qui me décida à répéter encore les mêmes remèdes. Après avoir purgé doucement la malade, ces mêmes remèdes, pris pendant un mois, lui rendirent l'appétit, & rétablirent son embonpoint; mais quoique l'écoulement purulent de la mamelle fût assez abondant, & qu'elle ne se plaignît plus d'aucune douleur à la partie affectée, le tour de la mamelle, qui paroissoit skirrheux, ne se ramollit pas du tout, & si la suppuration étoit moins abondante un jour, la malade souffroit beaucoup, & avoit la mamelle enflammée. J'eus recours alors à un remède plus actif, qui pût attaquer la cause de la maladie dans son principe. Ce fut l'extrait de douce-amère que je lui prescrivis. Après l'avoir purgée avec dix pilules de Belloste, qui me paroissoient le purgatif le plus propre à sa maladie, & le plus analogue au tempérament de la malade, elle commença à prendre douze grains d'extrait de douce-amère : quelques jours après, voyant qu'elle le supportoit bien, j'en ordonnai la même dose pour le soir. Je lui faisois prendre après la prise du matin, un verre de petit-lait, & après celle du soir, un petit verre de tisane faite avec les feuilles de *solanum scandens*. Au bout d'un mois & demi que la malade eut continué ce remède, la mamelle gauche fut aussi saine que la droite, à une dureté près, qui ne voulut absolument céder que long-temps après, par l'usage du même extrait, & par l'application des feuilles du *solanum scandens* fraîches & écrasées. Ce seul topique acheva de détruire en quinze jours ce qui avoit semblé résister à l'extrait. Je n'exige pas de mes lecteurs qu'ils s'en rapportent à une observation qui est toute en faveur du remède nouveau que je prescris; mais qu'ils tâchent de s'en convaincre en l'éprouvant en pareil cas. Je ne puis produire de meilleur garant de la vérité que j'avance, que la femme qui a subi le traitement, qui vit encore, & qui a eu deux enfans depuis.

VIIe OBSERVATION.

Une femme âgée d'environ 30 ans, de la paroisse de S. Vincent, vint me consulter dans le courant du mois de mai 1781, pour une dartre vive qu'elle avoit aux ailes du nez, & par dessus les arcades sourcilières, qui quelquefois s'étendoit sur toutes les joues. Elle me dit que cette maladie lui étoit survenue à la suite d'une érysipèle, qu'elle avoit guérie par le conseil d'une de ses voisines, en appliquant pendant cinq à six soirs de l'avoine fricassée avec du vinaigre, dans un sachet, sur toute la partie affectée. Huit jours après sa prétendue guérison de l'érysipèle, l'éruption de la dartre eut lieu; ce qui fit endurer à la malade, sur-tout dès le commencement, des douleurs cruelles qui ne lui laissoient pas un moment de tranquillité de toute la journée, & qui la privoient du sommeil toute la nuit. Elle eut recours à un chirurgien du voisinage, qui, saisissant bien la cause de sa maladie, après l'avoir saignée & purgée, la fit passer à l'usage des bouillons altérans, lui fit prendre beaucoup de pilules fondantes & incisives, joignit à ce traitement le petit-lait avec le suc des plantes amères, mais sans pouvoir retirer le moindre succès d'aucun de ces remèdes. Il n'y avoit que les purgatifs répétés & le petit-lait avec le suc des plantes, qui sembloient diminuer un peu les souffrances de la malade, mais sans que la dartre parût du tout être en voie de guérison. Lorsque cette femme vit l'opiniâtreté de sa maladie, qu'elle avoit regardée comme peu de chose au commencement, & quelqu'un de ses voisins lui ayant dit qu'il pourroit bien lui survenir un cancer au nez, elle n'eut rien de plus pressé que de venir me consulter; & lorsqu'elle m'eut promis d'exécuter ponctuellement ce que je lui prescrivois, je la rassurai un peu, & lui promis la guérison de sa maladie. En conséquence, après l'avoir purgée avec les pillules de Belloste, je la fis passer à l'usage du lait de vache coupé avec la décoction des tiges concassées des feuilles de *solanum*, dont elle prenoit une écuellée soir & matin, faisant précéder chaque prise d'un bol fait avec douze grains d'extrait de douce-amère. J'augmentai au bout de dix jours la dose de l'extrait, & j'en vins peu à peu jusqu'à trente grains le matin & le soir. Cette dose un peu forte, & que j'étois obligé d'employer, vu les souffrances de la malade, & l'urgence du cas, occasionnoit quelquefois des maux d'estomac, ôtoit même l'appétit à la malade; mais j'obviois à ces petits inconvéniens en la purgeant de nouveau avec les pilules de Belloste toutes les fois que l'appétit diminuoit, & cela me réussissoit très-bien. Comme la malade ressentoit un grand feu dans le nez & aux yeux, & qu'elle passoit des nuits blanches, je lui donnois de soir à autre six gros de sirop de Diacode, & je lui faisois laver les parties affectées avec la décoction de graine de lin, les feuilles de *solanum* & quelques feuilles de jusquiame. Je ne fus pas long-temps sans appercevoir les bons effets de l'extrait de *solanum*, qui, au bout d'un mois, fit disparoître la dartre des yeux : il resta seulement une enflure au nez, qui ne cédoit pas à la continuation des remèdes, qui avoient détruit & fait tomber toutes les croûtes qui environnoient les yeux. Je crus alors qu'il n'y avoit aucun moyen plus propre à achever de guérir la malade, que l'application d'un petit véficatoire derrière chaque oreille. J'en fis long-temps entretenir l'écoulement par le moyen du basilicum, & au bout de vingt jours le bout du nez se désenfla, & la maladie disparut entièrement, sans qu'elle ait été suivie de la moindre récidive.

VIIIe Observation.

Le nommé Foresse, dragon au régiment de Jarnac, du lieu de Saillac, vint me prier, le 15 janvier 1780, de le guérir d'une dartre miliaire qu'il avoit depuis deux ans, qui occupoit tout le bras gauche & la cuisse du même côté, & qui s'étant fixée avec plus d'opiniâtreté à la jambe, y produisit un ulcère à deux doigts au dessus de la malléole interne. Je n'omis aucune des questions qu'il est prudent de faire à un dragon attaqué de pareille maladie, & je ne fus pas trompé dans ma façon de penser. Il m'avoua qu'il avoit eu une vérole des mieux assorties, qu'il avoit passé aux remèdes à Strasbourg, où son régiment étoit alors en garnison, mais qu'après avoir été entièrement guéri de sa maladie vénérienne, l'éruption dartreuse étoit survenue sans qu'il y eût donné lieu par la moindre débauche. Il ajouta que les médecins de l'hôpital lui avoient conseillé de venir prendre l'air natal, & que la dartre disparoîtroit par ce moyen. Il s'étoit mis en route, ce qui avoit redoublé ses souffrances. La dartre faisoit journellement des progrès, au point qu'il fut obligé de s'arrêter à l'hôpital de Besançon, où, après s'être reposé trois ou quatre jours, on le fit passer à l'usage des bains & des pilules de Belloste. Il continua ce traitement pendant un mois, au bout duquel temps l'impatience dans laquelle il étoit de voir ses parens, ou le peu de succès qu'il retiroit des remèdes qu'on lui faisoit prendre, le décidèrent à partir. Etant arrivé chez lui, toujours à-peu-près dans le même état, ses parens le forcèrent à venir me consulter. Je lui prescrivis d'abord quelques bouillons & le petit-lait, après quoi il prit les eaux minérales de Boudourice ; le tout dans la vue de disposer le malade à prendre les remèdes propres à détruire entièrement la maladie. Après qu'il se fut reposé un mois, & bien préparé par les délayans & les tempérans, je lui fis prendre tous les matins vingt grains d'extrait de *solanum*, avec demi-écuellée de lait de vache coupé avec autant de décoction de salsepareille. Il continua ainsi huit jours, après quoi, craignant qu'il n'y eût encore quelque reste de sa maladie primitive, je lui fis prendre tous les soirs demi-gros d'électuaire stibié, que j'avois fait animer avec un grain de sublimé corrosif pour une once d'électuaire. Je faisois prendre au malade, après son remède du soir, un gobelet de petit-lait, & tous les huit jours j'avois soin de le purger avec demi-gros de poudre cornachine. Ce ne fut qu'après l'usage d'un mois consécutif de ces remèdes que la maladie commença à diminuer ; de ce moment, les progrès de guérison furent si rapides, que quinze jours après on n'appercevoit plus aucune croûte dartreuse, mais l'ulcère de la malléole, qui étoit vraiment dartreux, bien loin de diminuer, ne paroissoit point du tout en voie de guérison. Je pris alors le parti d'interdire la promenade & le moindre mouvement au malade, & de lui faire tenir au moins pendant un heure le matin, & autant le soir, sa jambe affectée dans une forte décoction des tiges de *solanum*, que je faisois quelquefois animer avec la dissolution de deux grains de sublimé dissout dans une livre d'eau distillée. De plus, je bannis du traitement tous les onguents & les emplâtres, faisant appliquer deux fois par jour sur l'ulcère des feuilles de *solanum* cuites, ne pouvant alors m'en procurer de fraîches, que j'aurois appliquées écrasées, & dont j'aurois retiré plus de succès ; la cure auroit été plus prompte. Je ne suspendis jamais entièrement l'usage de l'extrait & de l'électuaire ; je ne fis qu'en modérer la dose. Après que le sieur Foresse se fut tenu en repos une quinzaine de jours, & se fut baigné dans ladite décoction, l'ulcère se détergea & acheva de se cicatriser par la seule application de l'emplâtre de Nuremberg : dès ce moment, le malade fut délivré de tous ses maux, & je tiens de lui qu'il n'a plus ressenti le moindre effet du virus vérolique, encore moins du dartreux. On peut certainement conclure d'après une pareille observation, que le mercure n'est pas un remède capable de détruire le vice dartreux ; que si cela est arrivé quelquefois, comme nous devons le croire d'après l'autorité de plusieurs auteurs, c'est que les dartres étoient l'effet d'une vérole invétérée.

IXe Observation.

Jean Oulié, habitant du lieu du Barry, marchand de chevaux, vint me consulter dans le courant du mois de mai 1780, sur une dartre miliaire qui lui couvroit entièrement tout le corps. Je vis par moi-même qu'il n'y avoit aucune partie qui n'en fût plus ou moins atteinte. Ce misérable souffroit les maux les plus cruels; il ne dormoit plus; l'appétit l'avoit tout-à-fait abandonné, & il étoit tombé dans un état mélancolique qui, joint aux autres symptômes, annonçoit une fièvre lente prochaine: il ajouta même, tant il étoit déseſpéré, qu'il venoit plutôt dans la vue de satisfaire ses parens, que dans l'espoir de guérir d'une maladie qu'il avoit gardée si long-temps, & qui avoit résisté à tous les remèdes que lui avoit fait prendre un chirurgien de ses amis, auquel il avoit la plus grande confiance. Il me dit avoir aussi employé nombre de topiques, qui lui avoient été envoyés de part & d'autre, mais que tout ce qu'il avoit fait jusqu'alors sembloit plutôt avoir augmenté que diminué sa maladie. Lui ayant demandé ce qui pouvoit y avoir donné lieu, il me répondit qu'il y avoit environ deux ou trois ans qu'à chaque printemps il souffroit une éruption de boutons sur toute la surface du corps, & qu'il avoit coutume d'y remédier par les bouillons de poulet & par une saignée, mais que l'année dernière, s'étant trouvé en voyage à l'époque de l'éruption ordinaire, il avoit négligé ses remèdes accoutumés, & qu'il s'étoit allé baigner dans l'eau froide quatre ou cinq soirs, dans le temps que l'éruption étoit en vigueur, & que depuis la dartre s'étoit déclarée, & n'avoit plus disparu, malgré tous les remèdes qu'il avoit pris, ajoutant qu'il me prioit d'écrire à M. Pacquié, chirurgien, pour m'informer de tout ce qu'il lui avoit fait prendre. Celui-ci me répondit avoir fait prendre au malade beaucoup de bains, de bouillons apéritifs, ceux de ſerpent, le lait de vache, celui de chèvre, avec le ſuc de certaines plantes amères, & que ne retirant aucun ſuccès de ces remèdes, il l'avoit fait paſſer à l'uſage du ſublimé corroſif, qui, après avoir été continué pendant un mois & demi, ne produiſit pas plus d'effet que le reſte des remèdes; après quoi il jugea qu'il étoit inutile de miner le tempérament du malade par d'autres remèdes, qui ſembloient plutôt augmenter la cauſe de la maladie qu'en diminuer les effets. Voilà à-peu-près le contenu de la réponſe, que j'ai encore. On croira facilement qu'un tel avis ne devoit pas borner, encore moins détruire le deſir que j'avois de démontrer la supériorité de l'extrait de *solanum* sur tous les autres remèdes dans les maladies dartreuses : en conséquence, je dis au consultant qu'il ne devoit pas tout-à-fait s'en rapporter à l'avis de son chirurgien, qui ignoroit bien des remèdes qui pouvoient le guérir, ou du moins le bien soulager & qu'entre autres je lui en prescrirois un qui pourroit bien détruire le germe de sa maladie, pourvu toutefois qu'il voulût s'assujétir à un traitement facile, mais un peu long. Le malade commença par s'y refuser, mettant en avant l'inutilité de tous les remèdes qu'il avoit pris, qui avoient achevé de ruiner son tempérament & épuisé ses facultés. Je fis ensorte de le décider à prendre mon nouveau remède, en lui citant des personnes de sa connoissance que j'avois guéries d'une pareille maladie, entre autres le sujet de ma première observation, qu'il connoissoit

noiſſoit beaucoup, & avec lequel je fus obligé de le faire aboucher, après quoi il ſe décida à faire encore quelque temps ce que je trouverois à propos. Je ſaiſis ce moment de bonne volonté pour lui faire prendre quelques bains domeſtiques bien tempérés, dans l'eau deſquels je faiſois bouillir des tiges de *ſolanum.* Je lui preſcrivis en même temps quinze grains d'extrait de la même plante qu'il prenoit le matin en ſortant du bain, avalant par deſſus une écuellée de petit-lait de vache clarifié au blanc d'œuf, & tiré par le moyen de la préſure. Le malade ayant pris cette doſe d'extrait ſix jours, je lui en preſcrivis autant pour le ſoir, & il buvoit par deſſus une taſſe de décoction de tiges de douce-amère, & quelquefois de bardane. Je m'en tins à cette doſe une vingtaine de jours, & je voyois journellement diminuer la maladie. Je crus cependant que je pouvois accélérer la guérison de mon malade en augmentant encore la dose de l'extrait, que je portai jusqu'à demi-gros le matin & demi-gros le soir. Ce fut la dose à laquelle je me bornai, & qui, continuée pendant un mois & demi, détruisit entièrement la maladie du consultant. Il est vrai que ce remède, pris si long-temps, dégoûtoit souvent le malade, qu'il lui occasionoit même quelquefois des nausées; mais j'y remédiois aisément, en le purgeant avec les pilules de Belloste, que je lui faisois prendre le soir à la dose de huit, en se couchant, & qui le purgeoient doucement & sans tranchées le matin, pourvu qu'on eût soin d'en seconder l'effet par une copieuse boisson de thé ou d'un bouillon aux herbes. Le sujet de cette observation, qui jouit actuellement de la plus parfaite santé, assure n'avoir plus ressenti le moindre effet de sa maladie, avec laquelle il avoit résolu de passer le reste de ses jours, d'après ce que lui avoit dit son chirurgien, qu'il alla trouver dans la suite; & qui lui dit qu'il devoit croire que les remèdes qu'il lui avoit administrés l'avoient guéri, & non pas l'extrait de *solanum*. Ce chirurgien étant mort à peu-près à cette époque, je ne pus défendre ma cause, ce qui auroit été très-facile. Je veux bien croire que les remèdes qu'avoit administrés le chirurgien ont contribué, comme préparatifs, à la guérison de la maladie; mais aussi il ne falloit rien moins que l'extrait de solanum pour la guérir radicalement.

Xe OBSERVATION.

Marie Delteil, habitante de Caylus, âgée de 22 ans, vint me consulter le 15 mai 1780, pour une suppression des règles, accompagnée d'une dartre vive qui occupoit toute la région hypogastrique. Toute la partie affectée ne présentoit qu'une croûte qui fournissoit un écoulement continuel d'une humeur âcre, verdâtre, qui répandoit une odeur si fétide, que la malade pouvoit à peine la supporter. Elle avoit aussi par-fois une éruption dartreuse autour du nez, qui paroissoit & disparoissoit alternativement, sans qu'elle eût recours au moindre remède. Mon premier soin fut d'abord de lui faire des questions relatives à ses vie & mœurs : je voulus savoir si elle avoit toujours mené une vie honnête & réglée ; n'étant pas entièrement satisfait de ses réponses, je me décidai à prendre des informations auprès des personnes avec lesquelles elle vivoit. Toutes m'assurèrent qu'elle ne m'en avoit pas imposé, & que sa suppression de règles étoit survenue à la suite d'une imprudence qu'elle avoit commise en allant plonger ses jambes dans l'eau pour laver la lessive dans son tems périodique, & que peu après il lui étoit survenu des boutons sur toute la surface du corps, qui avoient enfin dégénéré en dartre vive. Alors je pris toute la part possible aux souffrances de cette misérable, qui fit l'aveu qu'il y avoit un mois qu'elle ne dormoit pas, tant elle ressentoit de feu dans tout son corps, & notamment aux parties affectées. Je dirigeai en conséquence toutes mes vues vers le rétablissement des règles, dont la suppression me paroissoit avoir occasionné l'éruption dartreuse. La malade y étoit déja disposée par un état cacochyme qui règne dans toute sa famille. Ayant commencé par la faire vomir, je la fis passer à l'usage des bains domestiques, lui faisant prendre tous les matins, en sortant du bain, un grand verre d'apozème apéritif. Quand elle eut pris les bains & les apozèmes une quinzaine de jours, je lui prescrivis quelques pilules incisives emménagogues, avec le petit-lait; ce qui commença, au bout d'un mois, à faire reparoître les règles, mais en si petite quantité, que la malade n'en retirant aucun soulagement, je fus obligé de la faire saigner au pied. Cette saignée calma ses cruelles douleurs, sans beaucoup augmenter l'évacuation menstruelle, qui étoit très-peu de chose, eu égard au tempérament de la malade : d'ailleurs je n'apperçus jamais, malgré les remèdes ci-dessus & bien d'autres qu'il seroit inutile de rapporter ici, que la dartre diminuât; au contraire, la malade me soutenoit toujours qu'elle lui paroissoit augmenter. Je lui prescrivis alors les bouillons d'écrevisses de rivière avec la racine de patience, de chicorée & de pissenlit, & une grosse poignée de feuilles des mêmes plantes, dont la malade prenoit une écuellée le matin & autant le ſoir, faiſant précéder chaque priſe d'un bol fait avec quinze grains d'extrait de ciguë. La malade prit ces remèdes pendant une quinzaine de jours, & j'eus ſoin de la purger de temps en temps; mais, voyant alors le peu d'avantage qu'elle en retiroit, elle y renonça, & me dit ne vouloir plus rien prendre, préférant mourir avec ſa maladie. Je la laiſſai dans cette réſolution cinq à ſix jours, après quoi je fis enſorte de la ramener un peu, lui promettant que ſi elle vouloit prendre encore pendant un mois un nouveau remède que je lui adminiſtrerois moi-même, j'avois tout lieu d'eſpérer que je détruirois ſa maladie, qui avoit réſiſté juſqu'ici aux remèdes ordinaires. Elle ne put ſe refuſer à ma propoſition, & me promit de prendre tout ce que je voudrois. L'ayant purgée avec les pilules de Belloſte, je lui preſcrivis pour le lendemain quinze grains d'extrait de *solanum*, lui faisant boire par dessus demi-écuellée de décoction faite avec la même plante, coupée avec autant de lait de vache bien écrêmé. Voyant que cette dose ne produisoit aucune révolution, j'en prescrivis autant pour le soir, faisant boire par dessus demi-verre de la même décoction, sans lait. Cette dose, continuée à-peu-près pendant un mois, commença à dessécher entièrement toute la partie dartreuse; la suppuration n'étoit plus si fétide; la malade ne ressentoit plus tant de feu dans le corps; les règles commencèrent à bien couler. La malade, encouragée par le succès qu'elle retiroit de ce remède, fut la première à me demander si elle ne pouvoit pas en augmenter la dose. Je lui fis reprendre une dose de pilules de Belloste, & je lui prescrivis deux scrupules d'extrait par jour, suivant toujours le même ordre qu'au commencement.

Cette dose, continuée pendant quelque temps, causa à la malade une diarrhée qui résista même à quelques laxatifs répétés, mais qui céda ensuite à quelques doses brisées de rhubarbe & quelques grains de cachou, sans qu'elle interrompît l'usage de l'extrait, qui, continué pendant un mois & demi à-peu-près, fit disparoître en entier la dartre qui n'a plus paru depuis ; bien plus, les règles de la malade ont coulé depuis ce temps là plus abondamment & sans douleur, tandis qu'auparavant, l'écoulement de ses règles étoit précédé trois ou quatre jours par des coliques utérines qui lui causoient des mouvemens convulsifs terribles. C'est ce dont j'ai été témoin plusieurs fois. La malade a même observé qu'une perte blanche qui duroit cinq à six jours après que ses règles avoient cessé, n'avoit plus paru depuis l'usage de ce remède. Cette observation nous donne lieu d'espérer que l'extrait de *solanum scandens* sera un jour employé avec le plus grand succès comme emménagogue, sur-tout lorsque les suppressions des règles seront causées par le spasme des parties utérines, ce remède possédant une vertu antispasmodique & calmante jusqu'à un certain point. Le sujet de cette observation jouit depuis d'une santé parfaite.

XIe OBSERVATION.

Le nomme Pierre Valat, charpentier, habitant de Saint-Laurent, vint me prier, le 14 janvier 1781, de le guérir d'une loupe du volume à-peu-près d'une grosse pomme, placée sur le sommet de la tête. L'ayant exactement interrogé sur ce qui pouvoit avoir causé cet accident, il me dit qu'il y avoit deux ans qu'il avoit eu aux parties génitales une dartre vive qui lui avoit fait souffrir des douleurs atroces; qu'il s'étoit confié au chirurgien de campagne le plus voisin, qui l'avoit traité par l'application d'un topique, sans lui administrer le moindre remède intérieurement. Il se frotta six jours de suite avec un onguent de couleur rougeâtre, dont j'ignore la composition. La dernière fois que le malade appliqua cet onguent, il en ressentit l'effet caustique au point qu'il resta au moins vingt-quatre heures croyant avoir un brâsier sur les parties affectées. Le feu se calma bientôt après, & dans deux fois vingt-quatre heures il n'y eut plus aucun vestige de la maladie; mais ce malheureux ne jouit pas long-temps de cette guérison apparente; car dans trois mois la dartre reparut avec plus de vigueur qu'auparavant, ce qui décida le malade à répéter le remède, en appliquant, sans le moindre conseil, ce qui lui restoit de l'onguent. Il retira le même fruit de son remède, & il se croyoit entièrement guéri, lorsqu'il lui survint une grosse glande sous le menton, qu'il fit disparoître, d'après le conseil d'un empirique, par le moyen d'un emplâtre fait avec le savon, la suie de cheminée & l'eau-de-vie. Ses vues furent remplies; car après qu'il eut réitéré quatre fois cette application, la glande disparut entièrement; mais le lendemain il lui survint sur le sommet de la tête une petite tumeur à-peu-près de la grosseur d'une noisette, qui l'incommodoit beaucoup, sans cependant lui causer une forte douleur. Il alla consulter tous les empiriques qui dévastent nos campagnes. Il fit tout ce qu'on lui conseilla; mais voyant le peu de succès de tous les remèdes qu'il employoit, & sa tumeur, qui augmentoit de jour en jour, étant devenue de la grosseur d'une pomme, il se décida à venir me consulter, ajoutant qu'il ne pouvoit s'assujétir à un long traitement, parce que ses travaux ne le lui permettoient pas. Pour me mettre à la portée de ce misérable, je ne pouvois trouver de remède mieux indiqué que l'extrait de douce-amère, soit parce que la loupe paroissoit avoir été occasionnée par une métastase de l'humeur dartreuse, soit parce que c'étoit le traitement le plus aisé, le plus court & le moins coûteux que cet homme pût suivre. En conséquence, l'ayant purgé avec une dose de pilules de Belloste, je le fis passer pour huit jours seulement à l'usage des bouillons d'écrevisses de rivière, avec la racine de chicorée, de bardane, & les feuilles de cresson, de pimprenelle & de pissenlit. Après que le malade eut pris ces bouillons huit à dix jours, je lui prescrivis un bol fait avec demi-gros de jalap & autant de crême de tartre, pour le purger de nouveau, & le faire passer le lendemain à l'usage de l'extrait de douce-amère, dont il prit quinze grains le matin, & autant le soir, prenant après la dose du matin demi-écuellée de lait de vache coupé avec autant de décoction de tiges de *solanum*. Voyant, après huit jours, que ce remède, continué à la même dose, n'opéroit aucun changement ni en bien ni en mal, le sujet étant d'ailleurs d'un tempérament fort & robuste, je lui prescrivis demi-gros d'extrait pour le matin & autant pour le soir, continuant la même boisson. C'est alors que la tumeur commença à diminuer, au point qu'au bout de huit jours elle fut réduite à la moitié. Ce progrès de guérison, que je ne pouvois attribuer qu'à l'extrait, puisque le malade n'avoit pris aucun autre remède interne, m'encouragea à lui prescrire la même dose encore pour quinze jours, ayant soin de le purger tous les six jours. J'eus la satisfaction de voir le consultant entièrement guéri au bout d'un mois & demi, & il assure n'avoir plus ressenti le moindre effet de sa vieille dartre. Je conclus alors que l'extrait de *solanum* étoit un puissant fondant, & que nous pourrions en tirer le plus grand avantage dans le traitement de toutes les humeurs froides, & dans l'engorgement chronique des glandes. L'observation suivante me convainquit que si la loupe de ce malade céda si promptement à l'administration de l'extrait, c'est qu'elle devoit son origine à une dartre répercutée.

XIIe OBSERVATION.

Le nommé Pierre Oyer, tisserand, habitant du lieu Del-Sol, paroisse de Caussade, fut conduit chez moi, le 15 mai 1782, par madame de Belcastel, qui, prenant beaucoup d'intérêt à cet homme, me pria de le guérir d'une loupe qu'il portoit depuis quatre ans sur le sommet de la tête ; tumeur qui lui faisoit quelquefois mal : d'autres fois il n'en souffroit pas, mais elle l'incommodoit au point que depuis deux ans il ne pouvoit absolument mettre de chapeau sur sa tête, tant la tumeur avoit de volume. Le malade ne put jamais me dire quels étoient les symptômes qui avoient paru à l'origine de cette maladie, se contentant de m'assurer qu'il y avoit environ quatre ans qu'il lui étoit survenu un bouton à cet endroit, & qu'en ayant plusieurs fois levé la croûte, peu-à-peu la maladie avoit empiré & augmenté au point où je la voyois, ajoutant qu'il avoit fait plusieurs remèdes, mais qu'ils avoient tous été sans effet ; & que par obéissance envers la dame qui s'intéressoit pour lui, il en prendroit encore quelques-uns, mais qu'il les cesseroit au plus tôt, s'ils ne produisoient de prompts effets. C'est alors que je lui prescrivis l'extrait de *solanum scandens*, avec la tisane de la même plante. J'avois tout lieu d'en attendre la guérison du malade, l'ayant tout récemment obtenue du même remède, dans une pareille maladie, qui est le sujet de l'observation précédente. En conséquence, après avoir purgé le malade avec les pilules de Belloste, je lui ordonnai, pour le lendemain matin, vingt-quatre grains d'extrait, & autant pour le soir : mais voyant qu'après un mois que le malade eut continué ce remède, il n'en retiroit aucun effet, j'en suspendis l'usage, & je lui ordonnai pour lors six pilules de Belloste tous les matins, lui faisant boire par dessus une écuellée de lait de vache, dans lequel je faisois bouillir deux gros des tiges de douce-amère concassées. Ce remède, continué une vingtaine de jours, ne produisit pas plus d'effet que l'extrait de douce-amère. Le malade se lassa des remèdes, & me dit qu'il n'en vouloit plus prendre aucun. Je lui dis alors d'écraser deux poignées de feuilles de douce-amère, & de les appliquer sur la loupe tous les soirs en allant au lit. Il le fit, mais la tumeur ne diminua pas. Le malade étant fort inquiet, se voyant obligé de garder cette incommodité, qui résistoit à tous les remèdes, je lui fis la proposition de l'opération. Il s'y refusa d'abord : cependant, peu de jours après, il s'y soumit. Je pris avec moi M. Aurel, maître en chirurgie à Caussade, & nous extirpâmes la loupe le 15 juillet 1782 : elle étoit pleine d'une humeur ichoreuse & sanieuse, & quelques carnosités spongieuses en formoient toute la masse. Je puis assurer, à la louange du chirurgien, que le malade fut entièrement guéri six jours après l'opération. Cette observation est plus que suffisante pour prouver que l'extrait de douce-amère possède une qualité inhérente propre à détruire le vice dartreux, & qu'il faut nombre d'observations pour prouver son efficacité dans les humeurs froides, dans lesquelles M. Fouquet en a retiré le plus grand succès.

XIIIe OBSERVATION.

Le nommé Dufour, garçon boulanger à Réalville, vint me consulter le 15 mars 1782, au sujet d'une toux qui le tracassoit depuis deux mois. Il caractérisoit sa maladie de rhume; mais les crachats sanguinolens qu'il expectoroit, joints aux douleurs de poitrine qu'il ressentoit, & à la fièvre qui le prenoit tous les soirs, me démontrèrent les vrais caractères d'une phthisie pulmonaire. Je prescrivis en conséquence au malade les bouillons de mou de veau & quelques pilules balsamiques de Morton. Dans le temps que le malade prit ces bouillons, il fût beaucoup mieux, l'expectoration étant devenue plus aisée, les quintes de toux n'étoient pas si fréquentes, & les crachats ne furent plus teints de sang. Le malade revint alors me trouver, pour savoir ce que j'étois d'avis qu'il prît pour achever de détruire sa maladie. Je lui prescrivis alors le lait de vache coupé avec une décoction de racine de pas-d'âne, faisant ajouter une cuillerée de suc de cresson dépuré. Le malade prit ce remède pendant un mois environ, époque où toute sa poitrine & ses bras se couvrirent d'une éruption de boutons qui déterminèrent une dartre miliaire, qui causant beaucoup d'ardeur & de douleur à l'extérieur de la poitrine, ne laissa pas de faire grand plaisir au consultant, qui se sentit tout de suite entièrement guéri des douleurs intérieures de la poitrine & de la toux qui cessa absolument. Etant fort surpris de mon côté de cette éruption critique, je demandai au malade s'il n'avoit pas eu à la surface du corps des boutons analogues à ceux qui y étoient en ce moment. Il répondit qu'il y avoit environ un an qu'il en avoit eu le bas-ventre tout couvert, & que le tout avoit disparu par l'application d'une pommade que lui avoit donnée un apothicaire de Montauban, ajoutant que depuis que ces boutons avoient disparu, il avoit toujours souffert des douleurs sourdes à la poitrine, & beaucoup de difficulté d'uriner. D'après cela, il me fut très-facile de développer la cause de l'ardeur d'urine & de la phthisie pulmonaire dont le consultant avoit été menacé. L'humeur dartreuse, que le malade portoit depuis long-temps, s'étant manifestée au bas-ventre, fut répercutée par le topique qu'on appliqua imprudemment, sans la moindre préparation, & se jeta en partie sur le poumon, & en partie sur la vessie. C'est de là que je saisis les indications que j'avois à remplir : en conséquence, ayant expliqué au consultant la nature de ses maux, je lui dis qu'il falloit nécessairement passer à un traitement un peu plus long, s'il ne vouloit succomber bientôt à sa maladie, qui, négligée, l'auroit infailliblement conduit dans peu à une fièvre lente. Je le fis passer à l'usage des bouillons de grenouilles avec la racine de bardane & deux gros de racine de douce-amère : je fis continuer ces bouillons une quinzaine de jours, ayant soin de purger le malade tous les huit jours. Je lui prescrivis ensuite le lait d'ânesse, dont il prenoit une écuellée tous les matins, la faisant précéder d'un bol fait avec douze grains d'extrait de douce-amère & six grains de conserve de roses rouges. Le malade continua ainsi le lait deux mois consécutifs, avec l'extrait de douce-amère, dont je fis augmenter la dose peu-à-peu, au point que le malade en prit deux onces dans l'espace de deux mois & demi, ce qui fit entièrement disparoître la dartre de la poitrine, & cesser les ardeurs intérieures que ressentoit le malade; comme aussi, depuis ce temps-là, il n'a plus la moindre difficulté d'uriner. Cette observation montre certainement le triomphe de la douce-amère dans le traitement des maladies dartreuses de tout genre, simples ou compliquées, naissantes ou invétérées. Nous devons aussi en conclure qu'il est très-imprudent d'appliquer des topiques pour la guérison des dartres, sans faire précéder des remèdes internes capables de détruire la cause de la maladie.

XIVe Observation.

L'épouse du sieur Tristan, bourgeois de Bioulle, vint me consulter le 25 avril 1782, pour une ophthalmie séreuse qui la faisoit horriblement souffrir depuis six mois. Il n'y a point de remède qu'elle n'eût fait, ni de médecins aux environs qu'elle n'eût consultés. Me trouvant alors chez M. le comte de Malartic, premier président du conseil souverain de Perpignan, on me pria de donner mes soins à cette malade. Lui ayant fait toutes les questions nécessaires pour découvrir ce qui pouvoit avoir donné lieu à cette maladie, elle me dit que depuis ses dernières couches elle avoit eu une éruption dartreuse au cou, qui avoit disparu quand le mal aux yeux étoit survenu, & que dans le commencement ses yeux n'étoient pas si rouges ni si larmoyans qu'actuellement, mais qu'ils étoient entourés de petits boutons, avec une démangeaison insupportable. Ces renseignemens furent plus que suffisans pour me démontrer que

l'ophthalmie

l'ophthalmie de la malade étoit dartreuse, & dès ce moment je dirigeai toutes mes vues curatives vers la destruction de la cause première. La malade étoit aux remèdes depuis quinze mois; elle avoit pris les bouillons de poulet, ceux d'écrevisses, le petit-lait, le lait de vache, les eaux minérales, beaucoup de bains domestiques, qui calmoient bien l'inflammation des yeux; mais ce soulagement n'étoit que momentané. Elle avoit pris des pilules fondantes incisives; elle avoit appliqué tous les collyres imaginables, qui lui avoient été donnés, tant par les gens de l'art, que par d'autres personnes qui en composent. Voyant que tout lui avoit été inutile, elle avoit déja pris son parti, & n'attendoit plus que le moment d'être privée de la vue. Ce sont les propres paroles qu'elle avança en venant me consulter. Je fis mon possible pour lui inspirer un peu de confiance pour les remèdes qu'elle avoit encore à faire, lui repréſentant qu'on n'avoit peut-être jamais découvert la cauſe de ſa maladie, & qu'on n'avoit pu, par conſéquent, en opérer la guériſon; mais que j'appercevois actuellement que c'étoit la dartre qu'elle avoit eue précédemment au cou, qui s'étoit portée ſur les yeux, lui ajoutant que j'allois la faire paſſer à l'uſage d'un remède ſpécifique pour détruire ſa maladie. Elle en accepta l'augure avec plaiſir; mais elle m'a avoué depuis ſa guériſon, qu'elle n'avoit pas d'abord ajouté foi à mes promeſſes, ayant été trop ſouvent trompée par les médecins & les chirurgiens. Etant décidée à prendre mes remèdes, je lui preſcrivis d'abord ſix pilules de Belloſte le ſoir en ſe couchant, & le lendemain elle fut très-bien purgée. Deux jours après je lui ordonnai de prendre le matin quinze grains d'extrait de *ſolanum*, & un verre de petit-lait par deſſus. Après qu'elle eut pris cette doſe pendant huit jours, je lui en preſcrivis autant pour le ſoir. Je lui faiſois laver les yeux en même temps tous les ſoirs, en allant ſe coucher, avec de l'eau roſe, dans laquelle je faiſois infuſer à chaud quelques feuilles de *ſolanum*. La malade continua l'uſage de l'extrait pendant un mois & demi, ſans en appercevoir de bons effets manifeſtes. Ayant alors augmenté la doſe, & purgé de nouveau la malade, après quinze jours qu'elle en eut pris demi-gros le matin & autant le ſoir, la maladie fut radicalement détruite : il ne reſte qu'une douleur à l'œil gauche, qui n'a pas voulu céder aux remèdes, & qu'on ne ſauroit attribuer qu'au nombre immenſe des collyres qu'on y a appliqués. La malade jouit de la meilleure ſanté ; elle a même eu depuis un enfant, & ne s'eſt plus reſſentie de ſon mal aux yeux.

XVe Observation.

La nommée Foissac, de la paroisse de Caussade, âgée d'environ dix-neuf ans, me fit appeler dans le courant du mois de mars, pour me demander mon avis sur une toux qui la tracassoit depuis un mois, jointe à des douleurs de poitrine qui lui faisoient craindre de mourir poitrinaire, venant alors de perdre une de ses amies de cette maladie. Elle avoit en même temps le sein couvert de boutons gros comme des noisettes, durs & enflammés, qui l'empêchoient de dormir. Elle me dit qu'elle en avoit aussi aux cuisses & aux reins. Lui ayant demandé comment ces boutons lui étoient venus, & si elle ne croyoit pas y avoir donné lieu par aucune imprudence, elle me répondit que ce pouvoit bien être un reste de gale qu'elle avoit eue il y avoit trois mois, qu'elle avoit guérie en s'entourant d'une ceinture préparée avec le mercure & le soufre ; ajoutant aussi qu'elle avoit eu une dartre sur la joue gauche, qu'elle avoit fait disparoître avec du sel fondu dans de la salive, & qu'elle n'avoit plus eu de dartre ni ressenti la moindre démangeaison depuis les remèdes qu'elle avoit mis en usage pour détruire ces maladies. Ces éclaircissemens ne me permirent plus de douter de la cause de la toux & des douleurs de poitrine que ressentoit la malade. Les virus herpétique & psorique, qui avoient été répercutés par les topiques qu'on avoit appliqués, s'étoient jetés sur la poitrine, & avoient occasionné les symptômes qui faisoient craindre à la malade de mourir poitrinaire. Je la rassurai autant qu'il me fut possible, & je lui prescrivis pour le lendemain des bouillons tempérans & béchiques, que je lui fis prendre quinze matins consécutifs ; après quoi je lui ordonnai un doux laxatif, & je la fis passer à l'usage du lait de vache coupé tantôt avec la décoction d'orge & le capillaire, tantôt avec la décoction de la racine & des feuilles de pas-d'âne. Ces remèdes, continués pendant un mois & demi, rendirent l'appétit à la malade, & lui firent même reprendre une partie de son embonpoint qu'elle avoit perdu; mais la toux & les douleurs aiguës de poitrine, qui la chagrinoient beaucoup, ne diminuèrent pas; au contraire elle en souffroit plus le soir, & ses quintes de toux empiroient. Voyant alors l'opiniâtreté de ses incommodités, qui ne reconnoissoient d'autre cause que deux maladies cutanées, traitées empiriquement, je voulus essayer si l'extrait de *solanum* continué long-temps, & à petite dose, n'enleveroit pas la cause de la maladie. En conséquence, je prescrivis à la malade quinze grains d'extrait de *solanum*,

& un verre de lait d'ânesse par dessus. Elle continua cette dose pendant un mois, ayant eu soin de la purger tous les quinze jours. Je m'apperçus alors que la toux diminuoit : la malade m'assura même qu'elle n'avoit plus tant de difficulté à respirer, & qu'elle ne ressentoit plus tant de douleur à sa poitrine ; qu'elle vouloit continuer son remède jusqu'à la saison des eaux minérales, qu'un autre médecin lui avoit conseillé de prendre. Je crus devoir augmenter la dose de l'extrait, & en conséquence j'en prescrivis quinze autres grains pour le soir, & je lui ordonnai de boire immédiatement après, un verre de tisane faite avec des jujubes & quelques feuilles de *solanum*. La malade ayant pris ce remède pendant deux mois & demi, fut entièrement délivrée de sa toux, de ses douleurs, & tous les boutons disparurent au point qu'elle n'en a plus apperçu aucun, ni ressenti aucune récidive de l'éruption dartreuse qui la tracassoit au retour de chaque printemps. La malade jouit de la plus parfaite santé : elle est exposée par son commerce à supporter la pluie & le mauvais tems, sans essuyer la moindre attaque de ses incommodités.

XVIe OBSERVATION.

Un jeune écolier de rhétorique, âgé d'environ quinze ans, fut attaqué, dans le courant de janvier 1782, d'une colique néphrétique, qui le mit pendant huit jours en danger de perdre la vie. Cependant, par l'usage de la saignée, des bains domestiques & de plusieurs potions huileuses, le malade fut entièment rétabli, au point que dans quelques jours, il fut en état de revenir en classe au collège des Doctrinaires de Villefranche. Il se passa environ trois mois sans qu'il ressentît la moindre douleur aux reins, ni aucune ardeur d'urine. Ses parens le croyoient entièrement guéri, & lui-même se croyoit à l'abri de tout danger, lorsque tout-à-coup il lui survint une colique néphrétique encore plus cruelle que la première. Dès ce moment on assembla plusieurs médecins, qui, d'un commun accord, ordonnèrent plusieurs saignées, beaucoup de boissons calmantes, & quelques doux laxatifs lorsque la maladie parut être vers sa fin. Ces remèdes produisirent tout l'effet qu'on avoit lieu d'en attendre; le malade fut guéri dans huit jours: mais il lui resta toujours depuis une ardeur terrible au col de la vessie toutes les fois qu'il urinoit, au point qu'il étoit souvent obligé de presser le bas-ventre en y appliquant ses mains, pour accélérer la sortie de l'urine. Le jeune malade fut alors confié à un médecin instruit, qui lui fit prendre pendant trois mois le petit-lait, des pilules incisives & fondantes, beaucoup de bains domestiques, & qui finit par lui prescrire les eaux minérales de Miais. Tous ces remèdes soulagèrent le malade jusqu'à un certain point; les ardeurs d'urine étoient moins vives : mais cet amendement ne duroit que pendant le temps qu'on continuoit les remèdes. Le consultant, aussi impatient que ses parens, voyant le peu de succès qu'il retiroit de ces remèdes, engagea sa mère à l'amener chez nous le 18 mai 1782, pour consulter mon père & moi. Nous interrogeâmes d'abord le père & la mère du malade, pour savoir si cette maladie n'étoit pas héréditaire, ou si la nourrice qui l'avoit alaité ne lui auroit pas communiqué la maladie. Les parens me répondirent qu'ils ne croyoient point que cela pût venir d'eux, encore moins de la nourrice, & que l'enfant s'étoit toujours bien porté jusqu'à l'âge de douze ans, où il avoit eu une dartre vive aux cuisses & sur tout le bas-ventre ; qu'on l'avoit guéri par l'application d'une pommade qui leur avoit été donnée par l'apothicaire de l'hôpital de Villefranche ; que par l'application de ce seul remède, la dartre avoit tout-à-fait disparu au bout de huit jours, & que le malade ne s'en étoit plus ressenti, ni d'aucune autre incommodité, à quelque démangeaison près, qu'il éprouvoit au printemps dans toute la partie qui avoit été le siège de la maladie. Voyant que le malade étoit d'ailleurs assez bien constitué, & qu'il étoit né de parens très-sains, nous crûmes qu'il falloit artribuer les coliques néphrétiques qu'il avoit essuyées à différentes époques, à l'humeur dartreuse, qui, répercutée par le topique, s'étoit fixée sur la vessie & sur les reins. Les ardeurs d'urine continuelles que ressentoit le malade achevèrent de nous convaincre. En conséquence, nous dirigeâmes toutes nos vues vers les indications les plus pressantes, qui étoient de détruire la cause de la maladie. Pour prévenir le retour des coliques, & remédier aux ardeurs d'urine, nous prescrivîmes au malade les bouillons de poulet, avec la racine de chicorée, de chaussetrappe, les feuilles de cresson & de pariétaire. Ces bouillons furent continués douze matins consécutifs; après quoi nous ordonnâmes quinze grains d'extrait de *solanum*, à prendre tous les matins avec un verre de petit-lait par dessus. Le malade prit cette dose d'extrait & de petit-lait pendant dix ou douze jours. A cette époque le chirurgien s'apperçut que le malade urinoit moins difficilement, & que ses urines déposoient un sédiment ou de de petites pellicules semblables à du son. Le chirurgien vint lui-même nous les montrer; ce qui nous prouva que nous avions très-bien saisi la maladie du consultant, qui consistoit dans le vice dartreux fixé aux reins & à la vessie. Nous nous décidâmes à continuer l'extrait de *solanum*, & à en augmenter la dose au point que nous en donnâmes peu-à-peu un scrupule le matin & autant le soir; remède qui fut continué pendant trois mois, époque à laquelle le malade commença à uriner sans la moindre douleur. Nous crûmes qu'il étoit prudent de faire continuer quelque temps, par intervalles, le même remède au malade, ce qu'il fit suivant notre avis; & il eut la satisfaction d'être entièrement délivré de ses attaques de néphrétique, qu'il auroit long-temps gardées, si on n'eût attaqué leur cause. Cette observation démontre sans réplique le triomphe de l'extrait de douce-amère dans le traitement des maladies dartreuses les plus invétérées.

XVIIe Observation.

Le nommé Dubois, tailleur de pierre travaillant à Sept-Fonds, vint me consulter le 18 février 1782, pour une éruption dartreuse qu'il avoit sur la poitrine depuis un an, me disant que c'étoit sans aucun succès qu'il avoit pris tous les remèdes possibles. Il avoit effectivement une dartre vive des plus cruelles : ajoutez à cela que sa petite constitution donnoit à craindre pour sa poitrine, dont la foiblesse étoit annoncée par plusieurs quintes de toux & un crachement de sang qu'il avoit essuyés depuis un an. Je m'informai s'il n'avoit pas donné lieu à cette maladie par des débauches ou quelques inconduites. Il me répondit que son état valétudinaire l'avoit fait toujours tenir en garde, & qu'il ne croyoit pas avoir commis aucune imprudence qui eût pu donner lieu à son état. Voyant qu'il avoit pris tous les remèdes qu'on a coutume de prescrire en pareil cas, & que je n'avois que l'extrait de *solanum* à essayer, je le purgeai d'abord, & je lui prescrivis les bouillons de mou de veau, dont il prenoit une écuellée le matin, & autant le soir, avalant avant chaque prise un bol fait avec quinze grains d'extrait de *solanum* & six grains de conserve de roses rouges. Ce remède, continué pendant vingt jours, fit tomber la moitié des croûtes dartreuses qui couvroient la poitrine, tandis que les bouillons de mou de veau avoient entièrement calmé la toux; ce qui me fit d'autant plus de plaisir, que le malade se croyoit atteint d'une maladie incurable. Après qu'il eut continué pendant deux mois l'usage de l'extrait de douce-amère avec le lait de vache coupé avec la décoction de la même plante, qu'il prit quand il fut dégoûté des bouillons de mou de veau, il se trouva entièrement délivré de tous ses maux : il est vrai qu'au commencement du printemps suivant, il sentit une grande démangeaison sur toute la région thorachique, mais à laquelle il remédia en se faisant saigner, & en prenant douze matins les bouillons de poulet, qu'il faisoit précéder d'un bol fait avec dix-huit grains d'extrait de *solanum*. Le sujet de cette observation n'a plus eu aucune marque de vice dartreux, & qui plus est, son crachement de sang, ni ses quintes de toux n'ont plus paru.

XVIIIe OBSERVATION.

Le 12 avril 1782, je fus consulté par M. D***, curé de ...., qui étoit attaqué depuis six mois d'une dartre miliaire au cou, qui s'étendoit quelquefois jusqu'aux deux bras, & qui faisoit souffrir au consultant les plus cruels tourmens. Je commençai d'abord par m'informer comment lui étoit survenue cette maladie. Il me répondit qu'il ne croyoit pas y avoir donné lieu par aucun excès; mais qu'il avoit eu la gale depuis un an à-peu-près, & qu'en ayant été mal guéri, il avoit ressenti six mois après une démangeaison terrible au cou, & qu'il s'y étoit formé peu-à-peu les croûtes que j'y voyois, ajoutant qu'il avoit pris beaucoup de remèdes pour en guérir, comme des bouillons, des tisanes, des eaux minérales; qu'il avoit même appliqué sur la partie affectée quelque pommade qu'on lui avoit donnée, qui ne fit que redoubler ses souffrances, sans améliorer son état, & qu'un de ses amis venoit de lui dire que j'avois un remède spécifique pour cette maladie; qu'il me prioit en grace de le lui administrer. Je me rendis à ses prières : en conséquence, je lui fis faire une saignée que sa constitution me sembla exiger : je le purgeai le lendemain avec huit pilules de Belloste, & je le fis passer à l'extrait de *solanum*, dont il prit en commençant douze grains seulement, buvant par dessus un verre de tisane faite avec la réglisse effilée & les tiges de douce-amère. Après qu'il eut pris cette dose d'extrait, & sa tisane dix matins consécutifs, je lui prescrivis des pilules de Belloste pour la seconde fois, & je lui fis prendre dix-huit grains d'extrait de *solanum* le matin, un verre de petit-lait par dessus, & autant le soir, avec un verre de tisane. Trois ou quatre jours après, le malade perdit l'appétit ; l'extrait sembloit le dégoûter, ce qui fit que j'y ajoutai quelques grains de canelle, qui réussirent si bien, que le malade continua l'usage de ce remède pendant un mois & demi. Son appétit se rétablit, & la dartre disparut totalement, sans que le malade en ait ressenti la moindre récidive.

XIXe OBSERVATION.

Une dame de distinction, que je ne saurois nommer sans manquer à la bienséance, me fit appeler chez elle en 1780, pour me prier de lui dire mon avis sur une affection dartreuse dont elle étoit attaquée depuis quatre ans, à la suite d'un dévoiement laiteux, m'exhortant beaucoup à ne pas lui laisser ignorer si je pourrois diminuer ses souffrances, n'exigeant pas de moi que je la guérîsse, sa maladie ayant été taxée d'incurable par la plupart des médecins qu'elle avoit consultés. Alors elle me fit l'exposé suivant de sa maladie :

» Il y a environ quatre ans, me dit-» elle ; que j'accouchai assez heureuse-» ment d'une fille que j'alaitai pendant » six mois, temps auquel mon enfant » fut attaqué des convulsions les plus » cruelles, qui le firent succomber au

» bout de trois jours. Cette perte, » jointe à d'autres peines de famille, » ne contribua pas peu à me faire me- » ner la vie la plus triste pendant qua- » tre ou cinq mois, époque à laquelle » j'eus toute la surface du corps, sur- » tout le visage, couvert de pustules » enflammées. Les cuisses, les jambes, » les bras en étoient tellement char- » gés, que je ne goûtois aucun repos » ni nuit ni jour, tant à cause de la dé- » mangeaison que de la cuisson. J'eus » alors recours à mon médecin ordi- » naire, qui me fit saigner deux ou » trois fois, & prendre des bouillons » rafraîchissans & tempérans pendant » plus de deux mois : il m'ordonna aussi » des bains long-temps continués ; » après quoi, fatigué de m'ordonner » des remèdes, & d'en retirer aussi peu » d'effet, il me conseilla d'aller à Tou- » louse convoquer une assemblée des » meilleurs médecins, du nombre des-

» quels étoient M. Sol & M. Duber-
» nard, qui me prefcrivirent les bouil-
» lons de tortue, beaucoup de pilules,
» le petit-lait feul, & mêlé après avec
» le fuc de plufieurs plantes, parmi lef-
» quelles entroient, autant que je puis
» m'en rappeller, le creffon de fon-
» taine & la fumeterre. Ils m'ordonnè-
» nèrent auffi le fuc de cloportes dans
» le petit-lait, & finirent par me re-
» commander le lait d'âneffe auffi long-
» temps que je pourrois le fupporter.
» Quoique tous ces remèdes, dès le
» commencement, femblaffent devoir
» me guérir, dès que je les fufpendois
» pour quelques jours mes maux empi-
» roient. Ne fachant plus que devenir,
» j'eus encore recours à mon médecin
» ordinaire, qui fut d'avis de faire l'é-
» tat de ma maladie, & de l'envoyer à
» Montpellier pour être confulté. Il
» choifit, pour cette confultation, MM.
» Barthès & de Lamure, médecins,

» suivant ce qu'il me dit, des plus éclai-
» rés. J'attendois avec impatience la
» réponse de ces messieurs, comme la
» seule ressource que j'eusse pour me
» délivrer de tous mes maux; mais ils
» bornèrent leur avis à approuver la
» conduite qu'avoient tenue les autres
» médecins, & finirent par m'ordonner
» le petit-lait, les bains & les eaux mi-
» nérales. J'exécutai encore leur or-
» donnance, mais sans en être, pour
» cela, plus avancée.

» Livrée alors au désespoir entretenu
» par ma maladie, qui empiroit de jour
» à autre, je me vouai aux charlatans:
» j'en trouvai un qui me fit une pom-
» made où entroit le mercure dissous
» dans l'acide nitreux, qui, suivant
» son auteur, devoit attirer en dehors
» toute l'humeur qui causoit ma ma-
» ladie. J'appliquai en conséquence
» cette pommade sur tout le derrière de
» l'épaule, qui, dans le moment, étoit

» la partie la plus affectée. Je sentis » aussitôt le feu dans cette partie, & il » en découla au moins un gobelet de » matière purulente verdâtre; & douze » heures après il se forma une espèce » de croûte, qui tomba par la seule » application du cérat de Galien. Je ne » sentis plus aucune douleur dans cette » partie; la démangeaison & la cuisson » disparurent aussi: je me croyois même » alors presque guérie, lorsque je me » sentis tout-à-coup la partie latérale » droite du corps engourdie, au point » que je ne pouvois plus remuer le » bras ni la jambe du côté où j'avois » appliqué la pommade. Je connus » alors que j'avois fait une sottise. J'eus » recours à mon médecin ordinaire, » qui, après avoir assez blâmé mon » imprudence, m'ordonna des frictions » sèches sur la partie affectée, & quel» ques autres remèdes qui détournè» rent l'orage qui me menaçoit. Il me

» dit alors qu'il avoit encore un re-
» mède à m'ordonner, qui détruiroit
» peut-être à la fin la cause de ma ma-
» ladie. Il commença à me faire pren-
» dre tous les matins une cuillerée
» d'eau claire comme de l'eau de ro-
» che, qu'on nommoit eau sublimée.
» Je n'avois pas plutôt pris ce remède,
» que je ressentois le feu dans l'esto-
» mac, à quoi se joignoient bientôt des
» resserremens de poitrine, des quintes
» de toux & des coliques intestinales.
» Les promesses de mon médecin,
» jointes au desir que j'avois de gué-
» rir, m'engagèrent à continuer ce re-
» mède un mois & demi, après quoi
» il me fut impossible de le supporter,
» tant il me tourmentoit. L'affection
» dartreuse avoit bien diminué, mais
» il me restoit une toux sèche, à la-
» quelle mon médecin remédia en me
» tenant aux bouillons de tortue pen-
» dant un mois, & ils calmèrent l'irri-
» tation

» tation que m'avoit causé le dernier » remède, qui, certainement, étoit » pire que le mal. Voila tout ce que » j'ai souffert, & le tableau fidèle des » remèdes que j'ai pris depuis quatre » ans; j'en omets, à dire vrai, plusieurs » que j'ai faits d'après les conseils de » mes amis.

» Il me reste actuellement des bou» tons au visage & au bras gauche seu» lement; une colique d'estomac qui » m'empêche de manger autre chose » qu'un peu de riz pour toute nourri» ture; & cela n'est survenu que depuis » que j'ai fait usage du dernier remède. » Je ne me berce plus du doux espoir de » guérir : je ne desirerois que d'avoir » quelques momens de bon, de repren» dre un peu d'appétit, de dormir un » peu la nuit, pour pouvoir me dédom» mager des douleurs que j'endure tous » les jours. «

La triste situation de cette Dame

mit toute ma sensibilité à l'épreuve, & m'enhardit à lui proposer de prendre l'extrait de *solanum*. Elle commença d'abord par s'y refuser, disant que si ce remède eût dû la guérir, les différens médecins auxquels elle avoit eu recours lui en auroient prescrit l'usage. Son refus ne me découragea pas : je lui dis, au contraire, que c'étoit un nouveau remède, qui n'étoit encore connu que de très-peu de praticiens; que je pouvois lui donner pour garans de sa bonté plusieurs malades que j'avois guéris de la même maladie. La consultante, voyant le vif intérêt que je prenois à son état, prit la ferme résolution de faire ce remède & bien d'autres, si je le jugeois à propos, me priant seulement de ne pas lui faire prendre de purgations; qu'elle croyoit avoir ainsi détruit son tempérament. Ne pouvant cependant pas me dispenser de la purger un peu avant qu'elle commençât l'uſage de l'extrait de douce-amère, je lui fis prendre le ſoir en allant ſe coucher huit pilules de Belloſte : le lendemain au matin vers les quatre heures, je lui en fis donner encore quatre, lui faiſant prendre par deſſus une écuellée de bouillon aux herbes. Les huit pilules que j'avois données la veille ayant commencé à préparer les matières à l'évacuation, les quatre du matin procurèrent ſix ſelles ſans tranchées. C'eſt un purgatif que j'emploie ſouvent avec beaucoup de ſuccès, lorſqu'il me faut tenir le ventre libre dans le traitement des maladies chroniques. Je n'en ai jamais vu le moindre mauvais effet, à une femme près, qui étoit ſi ſujette aux vapeurs, & avoit le genre nerveux ſi irritable, qu'elle ne pouvoit prendre aucun remède ſans eſſuyer des mouvemens convulſifs. Ne m'ayant pas averti des accidens qu'elle éprouvoit ordinairement en pareil cas, je lui prescrivis dix pilules de Belloste, qui, pendant leur effet, lui causèrent des coliques terribles, & laissèrent un dévoiement sanguin, auquel je remédiai par le moyen de deux lavemens, dans lesquels je fis entrer le *philonium romanum*. Quand la malade eut été bien purgée, je la fis passer à l'usage de l'extrait de *solanum*, dont je lui prescrivis quinze grains seulement, à prendre tous les matins. Je m'en tins à cette dose pendant six jours; après quoi, voyant la facilité avec laquelle la consultante supportoit ce remède, je lui en prescrivis autant pour le soir, & je continuai ainsi pendant un mois; & c'est à cette époque que je commençai à appercevoir un changement en mieux dans l'état de la malade, ce qui nous encouragea l'un & l'autre à continuer long-temps ce remède. Je fis plus; j'en augmentai la dose jusqu'à demi-gros matin & soir. Cette dose un peu forte parut produire une révolution chez la malade, qui ſe manifeſta par une nouvelle éruption dartreuſe ſur toute la région ombilicale, avec des envies de vomir & un dégoût général, à quoi je crus devoir remédier par la purgation ordinaire, qui évacuoit ſi bien la malade, ſans la tracaſſer du tout. Le lendemain de la purgation, je preſcrivis encore l'extrait à la même doſe qu'auparavant; je fis prendre en même tems des infuſions théiformes de la même plante, que je fis continuer pendant un mois & demi, ayant ſoin de purger tous les douze jours. Après que la malade eut pris pendant environ trois mois & demi l'extrait de *ſolanum*, j'eus la ſatisfaction de le voir triompher ſur le nombre infini des remèdes qui avoient épuiſé la malade & détruit ſon tempérament, ſans jamais diminuer la maladie. Cette dame ne ſavoit comment me témoigner ſa reconnoiſſance, après l'avoir délivrée d'une maladie qui la tourmentoit depuis si long-temps, & qui avoit résisté à tous les remèdes qu'elle avoit pris. Elle jouit actuellement de la plus parfaite santé, à quelques boutons près qui lui sortent au printemps, & qui disparoissent dès que la malade a pris les eaux de Miais, que je lui ai conseillé de prendre tous les ans.

XXe OBSERVATION.

Je fus consulté le 15 septembre 1782, par mademoiselle ***, qui avoit une dartre vive qui occupoit toute la mamelle gauche, qui lui occasionnoit des douleurs si cruelles, que la malade passoit les nuits sans goûter le sommeil. M. Dupeyre, médecin de Montpezat, lui avoit fait prendre des remèdes pendant dix-huit mois. Je me fis apporter les ordonnances que la malade avoit exécutées : je vis qu'il n'y avoit pas de remède que cet habile praticien n'eût fait prendre à la consultante, jusqu'au sublimé corrosif. Voyant alors qu'il n'y avoit pas de temps à perdre, & que les remèdes ordinaires n'avoient produit aucun changement chez la malade, je commençai à la purger avec les pilules de Belloste, & je la fis passer le lendemain à l'usage de l'extrait de *solanum*, la faisant commencer par douze grains soir & matin : au bout de quinze jours j'en vins à un scrupule matin & soir, & je continuai ainsi pendant un mois, faisant prendre à la malade par dessus son extrait, tantôt un verre de petit-lait, tantôt un verre de décoction des feuilles de douce-amère, mêlée avec autant de lait. J'eus soin de purger la malade tous les douze jours avec les pilules ci-dessus ; & au bout de deux mois que j'eus entrepris la malade, elle eut la satisfaction de se voir entièrement délivrée d'une maladie qui lui avoit fait traîner une vie languissante pendant deux ans, & de laquelle elle désespéroit de guérir, d'après l'inutilité des remèdes qu'elle avoit pris. La dartre n'a plus paru au sein ; & ce qu'il y a de plus extraordinaire, c'est que la malade, qui avoit les joues bourgeonnées, n'a plus eu aucun bouton, ni plus ressenti la moindre démangeaison au siège de la maladie.

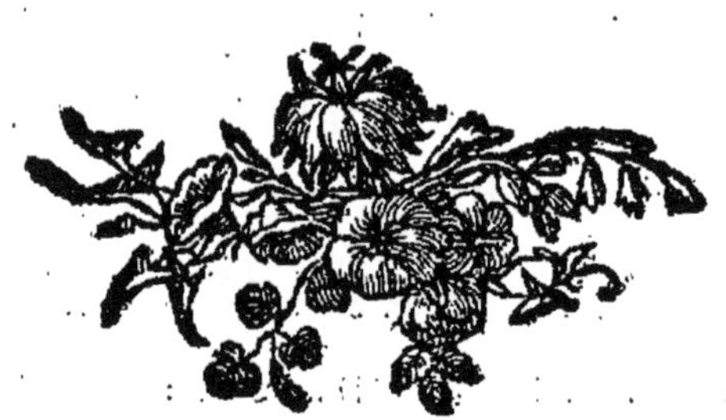

CONCLUSION.

JE dois néceſſairement conclure, d'après les obſervations que j'ai faites avec toute l'exactitude poſſible, que l'extrait de *ſolanum* ou douce-amère fidèlement préparé, ſuivant le procédé ci-deſſus expoſé, peut être adminiſtré ſans le moindre danger, à tout âge, à tout ſexe, à tout tempérament, obſervant ſeulement d'en commencer l'uſage par des petites doſes, comme de ſix grains juſqu'à douze, allant toujours en augmentant juſqu'à un demi-gros, même un gros, ſi le cas l'exige. Ce remède agit en altérant & changeant imperceptiblement l'état du corps, ſans produire la moindre évacuation. Quoique quelques-uns de mes malades aient été purgés par ce remède, je dois plutôt attribuer cet effet à la grande ſenſibilité de leurs constitutions, qu'à sa vertu purgative. D'après les cures opérées par l'extrait de la douce-amère, il n'est pas un praticien qui ne doive donner la préférence à ce remède sur tous ceux qu'on a employés jusqu'ici pour guérir les dartres. Ce n'est pas d'ailleurs dans cette seule maladie qu'on doit y avoir recours : on peut administrer cet extrait avec le plus grand succès dans les rhumatismes froids & invétérés, & dans bien d'autres maladies cutanées décrites par Lorry. C'est un excellent remède dans le lait répandu & dans toutes les maladies qui en résultent, comme l'on peut s'en convaincre d'après le sujet de la dix-neuvième observation.

Du reste, je puis assurer, sans prévention pour ce remède, que je ne lui ai jamais vu produire aucun mauvais effet chez les malades auxquels je l'ai administré ; que je n'ai même été obligé de suspendre son usage qu'une ou deux fois, pour le faire recommencer peu de temps après. Pour constater plus authentiquement la vertu de l'extrait de douce-amère, je prie messieurs les médecins de saisir tous les cas qui s'offriront à leur pratique pour mettre cette plante en usage. J'ose me flatter qu'ils n'auront jamais lieu de se repentir de l'avoir employée. Je desire seulement qu'aucun praticien ne l'approuve ni ne la condamne, qu'après s'être convaincu par ses propres observations de la vérité des faits que je rapporte. Il peut bien arriver quelquefois qu'on ne retire pas tous les avantages que j'ai eu moi-même de ce remède; mais qu'on examine alors si on ne l'a pas administré dans des cas désespérés, ou si l'inconduite des malades, pendant son usage, n'a pas contribué au peu de succès qu'on en a retiré.

FIN.

REMÈDE

CONTRE LA GALE.

Le lecteur, en parcourant cet Essai, ayant vu les maux qui peuvent résulter de la gale répercutée ou mal traitée, lira avec plaisir le remède suivant contre cette maladie, publié par M. Sumeire, Médecin à Marignane en Provence, qui a remporté le prix proposé par la Société royale de Médecine en 1780.

On l'ajoute ici en faveur des personnes qui ne sont pas dans le cas de se procurer les Journaux ni les Recueils de la Société royale de Médecine, où ce Mémoire est inséré.

♃. Deux poignées de racine de la plante nommée par Linnæus, *Plumbago Europæa*, & par Tournefort, *Plumbago*, en françois, *Dentelaire* : pilez cette racine dans un mortier de marbre; jetez dessus

une livre d'huile bouillante ; agi
tez pendant trois ou quatre mi
nutes avec les racines : paſſez l
tout à travers un linge, & expri
mez fortement : formez un noue
avec la racine reſtée ſur le linge

Pour ſe ſervir de ce remède, on l fait bien chauffer ; on agite avec l nouet le dépôt qui s'eſt formé au fond de l'huile ; on en frotte un peu fort toutes les parties du corps, en ſe couchant & en ſe levant, c'eſt-à-dire, de douze en douze heures. On continue à s'en ſervir juſqu'à ce que la gale ſoit entièrement guérie.

Ce remède n'exige aucune privation de la part du malade : on l'emploie ſans aucune préparation, & ſans encourir le moindre danger. Si la gale eſt cependant très-invétérée, & ſi le tempérament du malade exige la ſaignée, on peut la faire précéder, de même qu'une purgation, & quelques pintes de tiſane faite avec la racine de patience & le criſtal minéral.

www.ingramcontent.com/pod-product-compliance
Ingram Content Group UK Ltd.
Pitfield, Milton Keynes, MK11 3LW, UK
UKHW020142220726
13923UKWH00001B/323